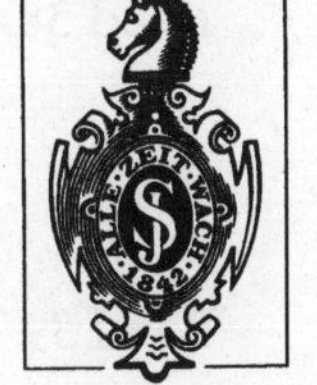

Monographien aus dem
Gesamtgebiete der Psychiatrie

39

Herausgegeben von
H. Hippius, München · W. Janzarik, Heidelberg
C. Müller, Prilly-Lausanne

Dieter Athen

Syndrome der akuten Alkoholintoxikation und ihre forensische Bedeutung

Mit 43 Tabellen

Springer-Verlag
Berlin Heidelberg New York Tokyo

Priv.-Doz. Dr. DIETER ATHEN
Bezirkskrankenhaus Ansbach
Feuchtwanger Straße 38
8800 Ansbach

Aus der Abteilung für Forensische Psychiatrie
der Psychiatrischen Klinik der Universität München

ISBN-13:978-3-642-82670-2   e-ISBN-13:978-3-642-82669-6
DOI: 10.1007/978-3-642-82669-6

CIP-Kurztitelaufnahme der Deutschen Bibliothek
Athen, Dieter:
Syndrome der Alkoholintoxikation und ihre forensische Bedeutung / Dieter Athen.
– Berlin ; Heidelberg ; New York ; Tokyo : Springer, 1986.
  (Monographien aus dem Gesamtgebiete der Psychiatrie ; Bd. 39)
  ISBN-13:978-3-642-82670-2

NE: GT

2125/3130-543210

Danksagung

Wertvolle Anregungen zu diesem Thema erhielt ich von Herrn Prof. Dr. Hanns Hippius, der in zahlreichen Veröffentlichungen auf die klinische Bedeutung der syndromalen Diagnose aufmerksam machte. Bei meiner forensisch-psychiatrischen Tätigkeit war mir diese Betrachtungsweise eine große Hilfe, da vom Gutachter im Strafprozeß eine möglichst genaue Beurteilung der psychischen Verfassung des Täters zur Tatzeit verlangt wird. Die Zusammenfassung des Zustandsbildes in Form einer Syndromdiagnose erwies sich immer wieder als außerordentlich hilfreich. Außerdem erleichtert die Orientierung an der Phänomenologie die Verständigung zwischen Arzt und Jurist.

In wichtiger Ergänzung dazu lernte ich unter Anleitung von Herrn Prof. Dr. Werner Mende, die Syndromgenese in ihre verschiedenen Ursprünge zurückzuverfolgen. Gerade forensische Fälle wie z. B. Affekttäter bieten dazu ein reiches Lehrmaterial, da sich die Tat bei der vertiefenden Exploration oft als die krisenhafte Zuspitzung einer langen Entwicklung mit einem weitverzweigten Bedingungsgeflecht erweist.

Meinen Lehrern danke ich herzlich für die zahlreichen Anregungen und Unterweisungen sowie für die Offenheit in der wissenschaftlichen Diskussion.

München, im Herbst 1985   Dieter Athen

Inhaltsverzeichnis

VIII

1 Einleitung und Problemstellung

1.1 Zur Bedeutung der Alkoholkriminalität

Seit Jahren erreicht der Alkoholkonsum in der Bundesrepublik Deutschland einen absoluten Höchststand. Nach den Angaben der Deutschen Hauptstelle gegen die Suchtgefahren [49] nahm jeder Einwohner in der Bundesrepublik Deutschland und in Berlin (West) 1983 durchschnittlich 148,3 l Bier *und* 28,5 l Wein *und* 6,5 l Branntwein zu sich. Da sich die Berechnung der Durchschnittswerte auf die Gesamtbevölkerung einschließlich Kinder, Menschen im höheren Lebensalter und Abstinente bezieht, liegt die tatsächliche durchschnittliche Trinkmenge der Konsumenten deutlich darüber. Im internationalen Vergleich nahm die Bundesrepublik Deutschland 1983 an 5. Stelle hinter den Ländern Luxemburg, Portugal, Frankreich und Spanien eine Spitzenstellung im Alkoholkonsum ein [49].

Der weitverbreitete gewohnheitsmäßige Alkoholkonsum und -mißbrauch lassen einen hohen Anteil alkoholbedingter Straftaten an der Gesamtkriminalität erwarten. Diese Vermutung stützt sich nicht nur auf die statistische Wahrscheinlichkeit des gemeinsamen Auftretens häufiger Merkmale, sondern vor allem auf die psychopharmakologische Wirkung des Alkohols. Im nüchternen Zustand noch ausreichend kompensierte Gefühlsregungen wie Aggression, Haß, Wut, Eifersucht, sexuelles Verlangen, materielle Wünsche oder auch Lebensüberdruß werden unter Alkoholeinfluß akzentuiert, so daß die Kontrolle über die Affekte verlorengehen kann. Die meist als Enthemmung beschriebene Wirkung des Alkohols bringt die Gefahr des ganz vom Augenblick bestimmten und vom Gefühl getragenen Handelns mit sich. Eine latent vorhandene Tatbereitschaft kann dadurch außer Kontrolle geraten und zu kriminellem Verhalten führen. Dem Alkohol kommt daher im Zusammenwirken mit disponierenden Persönlichkeitseigenschaften und konstellierenden Faktoren eine nicht unerhebliche kriminogene Bedeutung zu.

Der stark verbreitete Alkoholkonsum und seine kriminogene Wirkung lassen auf einen hohen Stellenwert der Alkoholkriminalität innerhalb der Kriminalität schließen. Da aber für die Gesamtbevölkerung repräsentative Erhebungen fehlen und selbst die Statistiken des Bundeskriminalamtes [34] keine Informationen über dieses wichtige Tatbestandsmerkmal enthalten, läßt sich das Ausmaß der Alkoholkriminalität nur aufgrund einiger *regionaler Erhebungen* grob abschätzen.

Wieser [220] fand 1961 bei der Durchsicht aller Strafakten des Landgerichtsbezirks Göttingen einen Alkoholeinfluß zur Tatzeit bei 12% der etwa 1400 Straffälle. Diese Zahl läßt sich aber nicht ohne weiteres auf die heutige Situation übertragen, da der Alkoholkonsum von 1960–1983 nach der Statistik der Deutschen Hauptstelle gegen die Suchtgefahren [49] um 59% zugenommen hat, was vermutlich auch zu einem Anstieg der Alkoholkriminalität geführt hat. Eine von Bialek [10] 1972–1974 im Bereich der Kriminalpolizei der Kreispolizeibehörde Essen durchgeführte Erhebung ergab zwar ebenfalls einen Anteil von etwa 12%, berücksichtigte aber nur Fälle mit einer durch die Blutentnahme nachgewiesenen Alkoholisierung. Da die Blutuntersuchung aber wegen der relativ raschen Abklingquote des Alkohols nur für die im engen Zeitabstand zur Tat festgenommenen Tatverdächtigen in Frage kommt, werden die später gefaßten Alkoholtäter nicht als solche identifiziert, so daß der auf die Gesamtkriminalität bezogene Anteil von 12% alkoholisierter Täter vermutlich deutlich überschritten wird.

Die stärkste Verbreitung der Alkoholkriminalität findet sich bei Jugendlichen und Heranwachsenden. Struck [201] ermittelte in den Jahren 1968 und 1969 bei einer Erhebung im Untersuchungsgefängnis Hamburg einen Alkoholtäteranteil von 49,3% und Drewes [55] 1974 bei einer Befragung von Insassen der Justizvollzugsanstalt Hameln sogar von 66,5%.

Nach der *Deliktart* liegt ein wesentlicher Schwerpunkt der Alkoholkriminalität bei den *Aggressionsdelikten*. Bei den in Hamburg im Zeitraum 1962–1967 begangenen *Tötungsdelikten* betrug der Anteil alkoholisierter Täter nach Rasch [172] 62,9%. In München wurden nach einer Untersuchung von Thiele [210] 52,8% der von 1970–1975 begangenen Tötungsdelikte und schweren Körperverletzungen von alkoholisierten Tätern begangen. Im ähnlichen Bereich bewegen sich die Ergebnisse ausländischer Erhebungen. In den USA ermittelten Wolfgang u. Strohm [228] einen Prozentsatz von 54,5 bei den in Philadelphia in den Jahren 1948 bis 1952 verübten Tötungsdelikten, Mayfield [138] einen Anteil von 57% bei den in den Gefängnissen von North Carolina aufgenommenen Neuzugängen mit schweren Gewaltdelikten. Janowska [100] berichtete aus Polen, daß 1961 64,5% der Tötungen durch betrunkene Täter begangen wurden. Nach einer finnischen Untersuchung von Virkkunen [214] standen bei den 1963–1968 in Helsinki begangenen Tötungsdelikten 66,4% der Täter unter Alkoholeinfluß.

Ein ähnliches Bild bietet sich auch bei anderen Aggressionsdelikten. So fand Bialek [10] beispielsweise 1974 beim *Widerstand* 82,2% alkoholisierte Tatverdächtige und beim *Raub* 38,5%. Nach einer Erhebung in München [10] standen im gleichen Jahr 48,8% der wegen Raubes verdächtigten Täter unter Alkoholeinfluß. Bei *Körperverletzungen* wurden von Scholz [185] nach Erhebungen im Landgerichtsbezirk Bonn 26% alkoholisierte Täter genannt. Allerdings betrifft diese Studie den Zeitraum 1945–1950, in dem der Alkoholkonsum noch verhältnismäßig niedrig war. Auch die *Bedrohung* geht

2

nach einer von Stähr [199] im Bereich des Schleswig-Holsteinischen Oberlandesgerichts Schleswig durchgeführten Erhebung mit 68% überwiegend von alkoholisierten Tätern aus. Mit Aggressivität verbundene Sexualdelikte, wie die *Notzucht,* werden ebenfalls oft von Alkoholtätern begangen. Reiff [175] stellte bei Fällen erwiesener Notzucht im Landgerichtsbezirk Göttingen während der Jahre 1950 bis 1960 einen Anteil von 46% fest. In München standen nach Bialek [10] 1974 40,5% der wegen Notzucht Beschuldigten unter Alkoholeinfluß.

Nach den wenigen vorliegenden Untersuchungen zur Alkoholkriminalität erweist sich der Alkohol insbesondere bei den Aggressionsdelikten als ein häufig vorkommendes Tatbestandsmerkmal. Der hohe Anteil alkoholisierter Straftäter läßt vermuten, daß die Alkoholkriminalität auch in der *forensisch-psychiatrischen Begutachtung* einen Schwerpunkt bildet. Nach Derwort [48] spielte Trunkenheit bei 25% der in der Freiburger Klinik begutachteten Probanden eine mehr oder weniger große oder gar die alleinige Rolle. Gärtner [69] fand in dem Gutachtenmaterial der Universitätsnervenklinik Tübingen aus der Zeit von 1956 bis 1965 einen Anteil von 19%. Neuere Zahlen stammen von Mende [142], der aufgrund seines Münchener Beobachtungsgutes aus den Jahren 1971–1975 einen Anteil der Alkoholtäter von 32,5% errechnete.

Auch im Gutachtenmaterial ist die Alkoholkriminalität wiederum am stärksten bei den Aggressions- und Sexualdelikten vertreten. Hallermann u. Steigleder [82] gaben eine Alkoholbeeinflussung bei den Aggressionsdelikten in 65,4% an. Bei Affekttätern fand Diesinger [51] eine Alkoholisierung zur Tatzeit in 58,6% der Fälle. Ausländische auf Gutachtenmaterial basierende Studien enthalten ähnliche Prozentwerte. Bei der Hälfte der von Cuthbert [44] in Großbritannien untersuchten Mörder spielte Alkohol eine wesentliche Rolle. Gillies [73] ermittelte bei Tötungsdelikten in Schottland einen Alkoholeinfluß bei 58% der männlichen und 30% der weiblichen Beschuldigten. Einen hohen Stellenwert besitzt der Alkohol außerdem bei den Begutachtungsfällen mit Notzuchtdelikten. Wille [221] stellte einen Anteil alkoholisierter Notzuchttäter von 37%, Schorsch [186] von 66,1% und Rauch [174] von 73% fest.

Die den weiteren Ausführungen vorangestellten Zahlenangaben heben das hohe Ausmaß der Alkoholkriminalität hervor und unterstreichen die große Bedeutung bei der forensisch-psychiatrischen Begutachtung. Die Abklärung der forensischen Relevanz des Alkoholeinflusses gehört heute zu den wichtigsten Fragestellungen in der forensischen Psychiatrie.

1.2 Forensisch-psychiatrische Beurteilung der Alkoholintoxikation

Im Rahmen des Strafverfahrens steht die Frage der Schuldfähigkeit im Mittelpunkt der forensisch-psychiatrischen Begutachtung. Die gesetzliche

Grundlage für die juristische Beurteilung der Schuldfähigkeit bieten die
§§ 20 und 21 StGB:

§ 20 StGB Schuldunfähigkeit wegen seelischer Störungen

Ohne Schuld handelt, wer bei Begehung der Tat wegen einer krankhaften seelischen Störung,
wegen einer tiefgreifenden Bewußtseinsstörung oder wegen Schwachsinns oder einer schweren
anderen seelischen Abartigkeit unfähig ist, das Unrecht der Tat einzusehen oder nach dieser
Einsicht zu handeln.

§ 21 StGB Verminderte Schuldfähigkeit

Ist die Fähigkeit des Täters, das Unrecht der Tat einzusehen oder nach dieser Einsicht zu handeln, aus einem der in § 20 bezeichneten Gründe bei Begehung der Tat erheblich vermindert,
so kann die Strafe nach § 49 Abs. 1 gemildert werden.

Nach den im § 20 StGB genannten Kriterien wird von einer zweistufigen
Urteilsbildung ausgegangen. Zunächst geht es im ersten Schritt um die Frage, ob zur Tatzeit eine krankhafte seelische Störung, eine tiefgreifende Bewußtseinsstörung, Schwachsinn oder eine schwere andere seelische Abartigkeit vorhanden war. Liegt eines der genannten Exkulpierungsmerkmale
vor, so ist in einem zweiten Schritt zu prüfen, inwieweit sich die psychische
Gestörtheit tatbezogen auf die Einsichtsfähigkeit in das Unrecht der Tat
oder auf die Steuerungsfähigkeit ausgewirkt hat. Die Entscheidung über die
Schuldunfähigkeit oder über die verminderte Schuldfähigkeit hängt daher
von der Feststellung bestimmter seelischer Störungen *und* von der Beurteilung der Auswirkungen ab.

Die Alkoholintoxikation stellt eine toxische und somit pathologische seelische Störung dar. Sie kann insofern nach Langelüddeke u. Bresser [126]
selbst bei niedrigsten Alkoholisierungsgraden den krankhaften seelischen
Störungen zugerechnet werden. Es ließe sich aber nicht vertreten, schon aus
dieser Zuordnung allein auf eine Beeinträchtigung der Schuldfähigkeit zu
schließen. Deshalb ist auch hier zu klären, inwieweit die Auswirkungen der
Alkoholintoxikation die Fähigkeiten der Einsicht in das Unrecht der Tat
und der Steuerung beeinträchtigt haben.

Bei der Zuordnung der medizinischen Diagnose zu den vorgegebenen
juristischen Merkmalen gibt es keine wesentlichen Schwierigkeiten. Die
Diagnose der Alkoholintoxikation wird dem juristischen Begriff der krankhaften seelischen Störungen zugerechnet. Damit verlagert sich das Problem
der forensischen Relevanz einer Alkoholintoxikation auf die zweite Entscheidungsebene der Auswirkungen. Ihre Beurteilung erfordert eine exakte
Erfassung des *psychopathologischen Zustandsbildes zur Tatzeit.* Damit
kommt der *psychopathologischen Syndromdiagnose* eine richtungsweisende
Bedeutung für die forensisch-psychiatrische Begutachtung zu. Dies trift im
besonderen Maße für die Alkoholintoxikation zu, die erst mit der Beschreibung des Erscheinungsbildes zuverlässige Rückschlüsse auf das Ausmaß einer psychischen Beeinträchtigung zuläßt.

4

Bei der Alkoholintoxikation eine Syndromdiagnose zu stellen, fällt allerdings nach dem bestehenden Einteilungssystem schwer, da sich die Begriffe teilweise überschneiden und von Autor zu Autor wechseln. Unterschieden wird zwischen dem *„normalen"*, *„komplizierten"* und *„pathologischen"* Rausch. Als „normal" gilt das anfängliche Stadium der psychischen Erregung mit gehobener Stimmung, Enthemmung und gesteigertem Antrieb, das mit zunehmendem Alkoholisierungsgrad in Benommenheit übergeht. Gegenübergestellt werden dem normalen Verlauf der quantitativ abnorme Rausch mit der Bezeichnung „komplizierter Rausch" und der qualitativ abnorme Rausch, auch „pathologischer Rausch" genannt. Was allerdings als quantitativ abnorm oder als qualitativ abnorm gilt, und welche Ein- und Ausschlußkriterien zu fordern sind, darüber gehen die Auffassungen in der Literatur auseinander.

Beim Vergleich von 72 Literaturstellen allein zum pathologischen Rausch, auf die im Abschn. 4.1.2 der vorliegenden Untersuchung näher eingegangen wird, zeigte sich, daß etwa die Hälfte der Autoren einen Dämmerzustand für die Diagnose fordert. Andere Autoren gehen nur von einer Bewußtseinsstörung mit Desorientiertheit aus. Darüber hinaus gibt es aber auch Definitionen, bei denen keine bestimmte Psychopathologie in den Vordergrund gestellt wurde, sondern die Art der Entstehung. So heißt es im Diagnosenschlüssel und Glossar psychiatrischer Krankheiten der WHO [47] zum pathologischen Rausch: „Akute psychotische Episoden, hervorgerufen durch relativ geringe Alkoholmengen." Analog findet sich in dem gleichen Glossar auch ein „pathologischer Drogenrausch" mit der Beschreibung: „Individuelle Reaktionen auf relativ kleine Mengen einer Droge, die eine akute kurzdauernde Psychose beliebiger Typologie hervorrufen." In der Literatur ist das in der Beschreibung der WHO herausgestellte Kriterium der geringen Menge aber ebenso umstritten wie die Art der Symptomatik und des Verlaufs.

In Übereinstimmung mit dem Diagnosenschlüssel und Glossar psychiatrischer Krankheiten der WHO [47] wird in dem von der American Psychiatric Association [1] herausgegebenen diagnostischen und statistischen Manual psychischer Störungen DSM-III ebenfalls von dem Kriterium der geringen Alkoholmenge ausgegangen, während der Psychopathologie keine diagnostisch vorrangige Bedeutung beigemessen wird. Als kennzeichnend für die idiosynkratische Alkoholintoxikation bzw. für den pathologischen Rausch gilt nach dem DSM-III die ausgeprägte Verhaltensänderung, wie z. B. aggressives oder tätliches Vorgehen, hervorgerufen durch den Konsum einer Alkoholmenge, die bei den meisten Menschen keine Intoxikation hervorruft.

Die weiteste Definition gaben Kielholz u. Battegay [110] mit einer Zusammenfassung „aller pathologischen Varianten der Räusche" unter dem Begriff des pathologischen Rausches. Dazu rechneten sie Atypien in bezug auf die Stärke der Erregungs- und Enthemmungsphänomene, das Fehlen des Exzitationsstadiums vor Eintreten des Lähmungsstadiums mit tiefem Schlaf, Atypien in bezug auf die Stimmungslage, Atypien hinsichtlich Art und Grad der Bewußtseinsstörung. Wenn Binder [11] außerdem das abortive Delir dem pathologischen Rausch zurechnet, erscheint der Begriff des pathologischen Rausches noch fragwürdiger. Nach Binder handelt es sich bei der deliriösen Form des pathologischen Rausches um eine abortive Form des Delirium tremens. In der psychiatrischen Klassifikation zählt das Alkoholdelir aber nicht zu den Räuschen.

Der große Ermessensspielraum läßt eine sinnvolle Verwendung des Begriffes „pathologischer Rausch" fraglich erscheinen, wenn die Diagnose einerseits sehr weit gefaßt und andererseits sehr eng auf das psychopathologische Zustandsbild des Dämmerzustandes bezogen wird. Eine darüber noch hinausgehende Einengung findet sich bei Witter [227], der als pathologischen Rausch nur den durch eine relativ geringe Alkoholmenge hervorgerufenen Dämmerzustand gelten läßt.

Die *unterschiedlichen Auslegungen* lassen sich auf den uncharakteristischen Begriff „pathologisch" zurückführen, der dazu verleitet, alle von einer imaginären Norm abweichenden Rauschformen darunter zu subsumieren, zumal es sich auch nicht nachvollziehen läßt, nur ein ganz eng umgrenztes psychopathologisches Zustandsbild unter vielen als pathologisch zu bezeichnen. Außerdem ist es bei einer durch Intoxikation hervorgerufenen psychischen Störung unangebracht, zwischen „normal" und „pathologisch" zu unterscheiden, da mit dem Einsetzen einer psychischen Störung kein Normalzustand mehr besteht. Die Intoxikation ist bereits pathologisch und läßt sich daher nicht mehr in eine normale und eine pathologische Intoxikation unterteilen. Ebensowenig läßt es sich begründen, bei einer Alkoholintoleranz das Wort „pathologisch" zu verwenden. Treffend bemerkte Venzlaff [213], daß es widersinnig sei, von einem Toxin anzunehmen, es rufe in geringen Mengen eine pathologische und in größeren Mengen eine „normale" Reaktion hervor.

Als Reaktion auf die berechtigte Kritik an den Bezeichnungen entstanden zahlreiche *Synonyme*. Die Bemühungen um treffendere Bezeichnungen konzentrierten sich vor allem auf den pathologischen Rausch, da nach Auffassung vieler Autoren das Wort „pathologisch" die Sonderstellung dieser Rauschform zu wenig hervorhebt. Auf diesem Hintergrund wird die Vielzahl der Synonyme in der Literatur verständlich: komplizierter Rausch [13, 114, 122, 124, 145, 195, 191, 235], atypischer Rausch [95, 108, 145, 191], epileptoider Rausch [21, 86, 112], epileptiformer Rausch [37, 127], ungewöhnlicher Rausch [99, 112, 124], psychopathischer Rausch [165, 184], qualitativ abnormer Rausch [12, 212], Mania ebriorum acutissima [115], Mania transitoria a potu [115], Mania ebriosa [115], Rauschdämmerzustand [235], abnorme Alkoholreaktion [82], pathologische Alkoholreaktion [37, 115, 122,

6

145, 191, 195]. Anzumerken bleibt, daß bedauerlicherweise auch diese Begriffe nicht einheitlich angewandt wurden. Einige Autoren benützten die gleiche Terminologie zur Bezeichnung ganz anderer Rauschformen.

Dem pathologischen Rausch wurden die übrigen Rauschformen unter Verwendung von Sammelbegriffen gegenübergestellt: normaler Rausch [13, 14, 42, 62, 82, 86, 98, 108, 126, 144, 153, 161, 165, 176, 190, 212, 229], gewöhnlicher Rausch [14, 19, 21, 33, 43, 79, 87, 91, 93, 99, 112, 115, 122, 124, 140, 145, 153, 184, 195, 217, 229], einfacher Rausch [11, 33, 43, 48, 62, 65, 66, 78, 86, 90, 97, 105, 115, 117, 144, 145, 159, 161, 176, 184, 225], unkomplizierter Rausch [2, 176, 235], physiologischer Rausch [13]. Die wesentlich geringere Anzahl von Synonymen läßt auf eine größere Übereinstimmung in der Terminologie schließen als es bei dem pathologischen Rausch der Fall ist.

Mit der Verwendung unterschiedlicher Begriffe wächst die Gefahr der Mißverständnisse, denn mit den gleichen Namen werden z.T. verschiedenartige psychopathologische Zustandsbilder beschrieben. So wandten z.B. Bing u. Schönberg [13], Kraepelin [114] und Ziehen [234, 235] die Bezeichnung des komplizierten Rausches synonym für den pathologischen Rausch an. Binder [11] will aber unter dem gleichen Begriff einen ganz anderen Rauschzustand verstanden wissen, der sich von dem pathologischen Rausch deutlich abhebt.

Die Unzulänglichkeit des konventionellen Einteilungsprinzips geht aus zahlreichen *kritischen Äußerungen* hervor. Rommeney [177] empfahl, die Bezeichnung des pathologischen Rausches aus der Nomenklatur der akuten Alkoholreaktionen zu streichen. Dieser Auffassung schloß sich Venzlaff [213] an, der es ebenfalls nicht als gerechtfertigt ansah, an dem Begriff des pathologischen Rausches als klinisch einheitlichem Symptomenverband mit gesetzmäßiger Symptomatik festzuhalten. May u. Ebaugh [134], die sich ähnlich äußerten, führten das Festhalten an dem Begriff des pathologischen Rausches auf das Fehlen anderer Einteilungsprinzipien zurück.

Janzarik [101] sah den Begriff des pathologischen Rausches nur dann als tragfähig an, wenn er unter Verzicht auf pseudo-exakte Unterscheidungen nur zur Verständigung über gewisse Formen alkoholbedingter Ausnahmezustände gebraucht wird. Diese Form des Informationstausches läßt sich in der klinischen Psychiatrie vertreten, nicht aber in der forensischen Psychiatrie, wo diagnostische Begriffe nicht nur der Verständigung dienen, sondern eng an juristische Begriffe gekoppelt sind, so daß Diagnosen weitreichende Konsequenzen nach sich ziehen. So heißt es im Kommentar zum Strafgesetzbuch von Dreher [54]: „Auch der sehr seltene pathologische Rauschzustand kommt in Betracht, bei dem § 20 stets gegeben ist" (BGH 17. 10. 1972, 4 StR 409/72). Geht man davon aus, daß es sich bei dem pathologischen Rausch um einen Dämmerzustand handelt, so scheint die Annahme einer Schuldunfähigkeit nach § 20 StGB zwingend. Der Gutachter kann aber auch in Übereinstimmung mit der Literatur unter dem Begriff des pathologischen Rausches etwas ganz anderes subsumieren, so daß der Jurist in Unkenntnis der verschiedenartigen Definitionen u. U. eine unangemessene Zuordnung zum juristischen Begriff der Schuldfähigkeit vornimmt. Da die Auswirkungen einer unzureichenden Diagnostik die Frage der Rechtssicherheit berühren, muß sich der psychiatrische Gutachter um eine Einengung des Ermessensspielraums bemühen.

Angesichts der unterschiedlichen Verwendung des Begriffs liegt es nahe, daß sich insbesondere die forensischen Psychiater kritisch dazu geäußert haben. Ihnen fällt die undankbare Aufgabe zu, sich vor Gericht mit den unterschiedlichen Begriffsinhalten auseinanderzusetzen. Auf diesem Hintergrund ist es zu verstehen, daß die richtungsweisenden Anregungen zur *Neueinteilung der Rauschformen* aus der forensischen Psychiatrie stammen. Rommeney [177] hob hervor, daß sich die akuten Alkoholintoxikationen neben ihren Verlaufsformen wie z. B. gewöhnlich oder ungewöhnlich auch nach besonderen Merkmalen wie Euphorie oder Dysphorie, gestörter Motorik, Denkhemmung, Verwirrtheit, illusionären Umdeutungen, Gehör- oder Gesichtshalluzinationen, psychischer Erregung und blindwütigem Toben in durchaus zufriedenstellender Weise beschreiben lassen. Hier wird auf psychopathologische Phänomene zur Beschreibung des Rausches verwiesen. Eine Verfeinerung dieses diagnostischen Ansatzes findet sich bei Rasch [169]. Die von ihm herausgearbeiteten sechs Rauschformen orientieren sich im wesentlichen an definierten psychopathologischen Phänomenen. Rasch unterscheidet die euphorische Auflockerung, die depressiv-dysphorische Verstimmung, die akzentuierend katalysierende Reaktion, die toxische Reizoffenheit, das ungerichtete Handlungsbedürfnis und Rausch-Dämmerzustände. Bei diesen bereits durch die Begriffe charakterisierten Syndromen kommt die klinisch bekannte Vielfalt der Rauschformen deutlich zum Ausdruck. Mit dem Herausstellen psychopathologischer Leitsyndrome wurde ein neuer Weg gewiesen, der die gegenseitige Verständigung über die Begriffe wesentlich erleichtert, da von üblichen psychiatrischen Begriffen ausgegangen wird. Mißverständnisse lassen sich auf diese Weise auf ein Minimum reduzieren.

Die Rückbesinnung auf die Psychopathologie verspricht eine bessere gegenseitige Verständigung, da auf ihrer Grundlage eher Einigkeit zu erzielen ist als auf der Basis von abstrakten Krankheitsbegriffen, die, durch Schulmeinungen gefärbt, unterschiedliche Auslegungen begünstigen. Wünschenswert wäre eine eng an der Psychopathologie orientierte Syndromdiagnose, wie sie auch zur Beschreibung anderer psychiatrischer Krankheiten in der Klinik Verwendung findet. Wenn es gelingt, die Alkoholintoxikation auch mit einer gebräuchlichen psychopathologischen Syndromdiagnose zu beschreiben, könnte dies ein wichtiger Beitrag für die diagnostische Sicherheit sein, weil die klinischen Syndrombegriffe, wie „depressives Syndrom", „Suizidalität", „Erregungszustand", eine Störung treffender charakterisieren als vieldeutige Begriffe wie „pathologisch", „kompliziert" oder „normal". Diese aufgezeigte Alternative kommt aber nur in Frage, wenn sich die in der psychiatrischen Syndromatologie beschriebenen Syndrome auch bei der Alkoholintoxikation wiederfinden lassen.

1.3 Psychiatrische Syndromatologie

Das Herausarbeiten von Syndromen gewann in der Psychiatrie in den letzten Jahren an Bedeutung, nachdem sich aufgrund zahlreicher Hinweise auf die mangelnde Reliabilität psychiatrischer Diagnosen u. a. von Conrad [38] Kendell [107], Mombour [151], Spitzer u. Klein [197], Ward et al. [215] ein zunehmendes Unbehagen ausbreitete, das den Anstoß zur Suche nach neuen Möglichkeiten der psychiatrischen Klassifikation gab. Die Kritik an der herkömmlichen Einteilung richtet sich gegen die Gliederung nach nosologischen Einheiten. Wie von Zerssen [233] dazu ausführte, gelten diese nach dem heutigen Erkenntnisstand als fragwürdig, denn abgesehen von wenigen Ausnahmen läßt sich die Einheit von Symptomatik, Ansprechen auf bestimmte therapeutische Maßnahmen, Verlauf und Ausgang der Krankheit, zugrundeliegendem Hirnbefund und Ätiologie nicht nachweisen. Die Vielfalt der Erscheinungsbilder erschwert die Zuordnung zu starren Begriffen. Als Lösung der Problematik diagnostischer Klassifikation zeichnet sich heute die Aufgliederung der Diagnose in mehrere Teilaspekte ab, die voneinander unabhängig beurteilt werden. Die so gewonnene Flexibilität ermöglicht eine treffendere Charakterisierung des Einzelfalles, da sich die Teilaspekte in beliebiger Weise entsprechend der Besonderheit des Falles aneinanderreihen lassen. Diese *multiaxiale Diagnose* genannte Form der Kennzeichnung geht auf Vorschläge von Essen-Möller [58] zurück. Während er noch von zwei diagnostischen Ebenen ausging, und zwar von dem Syndrom und der Ätiologie, besteht heute die Tendenz zur Einbeziehung weiterer als bedeutsam angesehener diagnostischer Kriterien wie der von Helmchen [89] vorgeschlagenen Aspekte Schweregrad, Verlauf und Sicherheitsgrad der Diagnose. Als Vorteil der multiaxialen Diagnose werteten Möller et al. [148], daß zur Beschreibung des klinischen Erscheinungsbildes Syndrome anstelle der nosologischen Kategorien herangezogen werden, die nicht wie letztere Ursachenhypothesen enthalten. Jedes Syndrom läßt sich auf diese Weise mit jeder Ursache verbinden. Als Nachteil sahen sie die große Zahl von Kombinationsmöglichkeiten an, so daß die Überschaubarkeit verlorengeht. Beim Abwägen des Für und Wider scheinen aber die Vorteile zu überwiegen, denn mit der 10. Revision der ICD soll etwa 1990 auf internationaler Ebene die Umstellung auf dieses Klassifikationssystem erfolgen [148]. Kommt es dazu, dann gewinnt die Syndromatologie eine wesentlich größere Bedeutung als es jetzt der Fall ist.

Erwähnenswert ist in diesem Zusammenhang die in den USA bereits praktizierte Diagnostik nach dem multiaxialen Klassifikationssystem. Die Grundlage für die Zuordnung bildet das 1980 von der American Association herausgegebene diagnostische und statistische Manual psychischer Störungen DSM-III [1]. Unter Verwendung von fünf Achsen erlaubt das Manual eine differenzierte Aufgliederung der Diagnose nach unterschiedlichen Kategorien. Eine der fünf Achsen betrifft die klinischen Syndrome, die sich bei näherer Betrachtung aber nicht als psychopathologische Syndrome erweisen, sondern als eine Mischung aus psychopathologischen *und* ätiologischen Merkmalen. So enthält die diagnostische Achse der Syndrome z. B. die organisch bedingten psychischen Störungen einschließlich der substanzinduzierten organisch bedingten psychischen Störungen. Insofern folgt das DSM-III hinsichtlich der Alkoholintoxikation der konventionellen Einteilung, da in der multiaxialen Klassifikation keine Trennung zwischen Psychopathologie und Ätiologie vorgenommen wird. Dementsprechend erfolgt auch keine Differenzierung der Psychopathologie nach Leitsyndromen. Im DSM-III werden unter der Alkoholintoxikation alle auf einen Alkoholkonsum zurückzuführenden Verhaltensauffälligkeiten subsumiert. Unter diese Diagnose fallen so unterschiedliche Erscheinungsformen wie z. B. Aggressivität, Einschränkung der Urteilsfähigkeit, Beeinträchtigung der sozialen oder beruflichen Anpassung, physische Zeichen, Stimmungswechsel, Reizbarkeit, Rededrang, Aufmerksamkeitsstörungen, gehobene Stimmung, Depression.

Die Vielfalt der psychopathologischen Reaktionsmöglichkeiten auf die gleiche Noxe spricht für eine Aufgliederung nach der jeweils vorherrschenden Symptomatik. Insofern fragt es sich, inwieweit die bereits vorhandenen Forschungsergebnisse auf dem Gebiet der Syndromatologie schon jetzt eine ausreichende Grundlage für eine Unterteilung nach psychopathologischen Syndromen bieten.

Als obersten Ordnungsgesichtspunkt der Syndromatologie bezeichnete von Zerssen [232] das gemeinsame Auftreten von Symptomen ohne Rücksicht auf deren Entstehungsbedingungen. Unter diesen Voraussetzungen beschreibt das Syndrom nur den Querschnitt einer psychischen Störung beliebiger Ätiologie und Pathogenese wie z. B. paranoid-halluzinatorisches Syndrom, manisches Syndrom, depressives Syndrom, amnestisches Syndrom. Diesem Syndrombegriff entsprechen die von Jaspers [102] als *Symptomenkomplexe* und von Berner [9] als *rein deskriptive Syndrome* bezeichneten psychopathologischen Zustandsbilder. Erst die Beschränkung auf die Symptomatik schafft die Voraussetzung für eine vielseitige Verwendung der Syndrome zur Charakterisierung verschiedenartiger Krankheitsbilder, ohne sich dabei auf die Ursachen festlegen zu müssen. Die Anwendbarkeit wird dagegen erheblich eingeengt bei Einschluß der von Berner [9] als pathogenetische Syndrome bezeichneten Zustandsbilder wie beispielsweise das hirnlokale oder das endokrine Psychosyndrom, die – abgesehen von ihrer psychopathologischen Unschärfe – nur zur Beschreibung bestimmter Krankheitsbilder in Frage kommen. Werden diese Syndrombezeichnungen ausgeklammert, die mit der Pathogenese schon eine zweite diagnostische Ebene einbeziehen, dann gilt die von Hippius [90] herausgestellte *Unspezifität psychopathologischer Syndrome*. Die Unabhängigkeit von Symptomatik und Ursachengeflecht läßt den Spielraum zu, den eine differenzierte Klassifikation braucht, um die wechselnde Symptomatik bei gleicher Erkrankung und die verschiedenartigen Ursachen bei gleicher Symptomatik zu kennzeichnen. Um sie treffend abzubilden, muß die Flexibilität gewahrt bleiben.

Die gebräuchlichen Syndrombeschreibungen verdanken ihre Entstehung der klinischen Beobachtung und dem intuitiven Gespür für Zusammenhänge. Was ihre Anzahl und Art betrifft, so besteht noch keineswegs Einigkeit. Während Jaspers [102] z. B. 7 Syndrome nannte, enthält eine Zusammenstellung durch Scharfetter [183] 21, durch von Zerssen [232] 25 und durch Hippius [90] 28. Dies könnte auf eine erhebliche Unsicherheit in der Abgrenzung schließen lassen. Wie aber eine von Mombour [152] vorgenommene Gegenüberstellung der Syndrome nach von Zerssen, Jaspers und Kloos zeigt, sind die Abweichungen nicht grundsätzlicher Art, sondern beruhen auf einer mehr oder minder großen Auswahl der klinisch gebräuchlichen Syndrome. Die weitgehende Übereinstimmung in den Grundzügen bestätigt sich heute bei der empirischen Überprüfung der auf klinisch-intuitiver Basis entstandenen Syndrome mit Hilfe moderner Methoden der Datenverarbeitung und Statistik. Die zur Erfassung von gehäuft zusammentreffenden Symptomen herangezogenen statistischen Verfahren, wie Faktoren- und Clusteranalyse, zeigten regelhafte Symptomverknüpfungen auf, die sich weitgehend mit den klinischen Begriffen decken [6, 67, 149, 150, 162]. Die Ergebnisse unterstreichen die Brauchbarkeit der Syndrombezeichnungen als diagnostisches Kriterium.

Fortschritte in der Syndromatologie sind für die forensische Psychiatrie von großer Bedeutung, weil sich die Beurteilung der Schuldfähigkeit an dem psychopathologischen Querschnittsbild zum Zeitpunkt der Tat orientieren muß. Nach Langelüddeke u. Bresser [126] hängt die Beurteilung vielfach ganz entscheidend von der syndromalen Diagnose ab. Für die Beurteilung der gutachtlichen Konsequenzen sei vor allem eine saubere Analyse der psychopathologischen Symptome und eine zuverlässige Erfassung des Syndroms erforderlich. Die möglicherweise für die Behandlung wichtige Klärung der ätiologischen Fragen könne u. U. sogar dem behandelnden Arzt überlassen bleiben. Diese Leitlinie der Begutachtung deckt sich mit den Ausführungen von Witter [227], der ebenfalls darauf hinwies, daß nicht die Ursache, sondern Art und Ausmaß der seelischen Normabweichung für die forensische Beurteilung entscheidend sind. Obgleich aber die Syndromdiagnose in der forensischen Psychiatrie einen so hohen Stellenwert besitzt, wird in den meisten Darstellungen von der Nosologie und nicht von der Syndromdiagnose ausgegangen. Nur vereinzelt lassen sich Beiträge finden, in denen das Syndrom in den Vordergrund gestellt wird wie in einem von Mende [141] über forensische Komplikationen bei depressiven Syndromen, in dem ausdrücklich auf die für die forensische Beurteilung zweitrangige Bedeutung der nosologischen differentialdiagnostischen Zuordnung hingewiesen wird.

Selbstverständlich ist die forensische Psychiatrie interessiert daran, sich an der Syndromdiagnose zu orientieren, die am besten den zu beurteilenden Zustand zur Tatzeit beschreibt. Wenn in den Lehrbüchern nicht davon ausgegangen wird, so liegt der Grund bei der allgemeinen Psychiatrie, die sich nach wie vor an das nosologische Konzept hält. Für die forensische Psychiatrie gilt die allgemeine Psychiatrie als die Grundlage, über die sie sich weder hinwegsetzen darf noch kann. Insofern ist es sicher nach wie vor berechtigt, auch in der forensischen Psychiatrie die nosologischen Einheiten in den Vordergrund zu stellen. Aber das kann sich ändern, wenn in der internationalen Psychiatrie die multiaxiale Diagnose an Bedeutung gewinnt. Sie könnte der Entwicklung der Syndromatologie neue Impulse geben, die letztlich auch der forensischen Psychiatrie zugute kommen.

Mit den Möglichkeiten der modernen Datenverarbeitung soll im Rahmen dieser Studie versucht werden, die Syndromdiagnose der Alkoholintoxikation schärfer zu fassen. In erster Linie geht es darum, die klinisch-intuitiv entstandenen Begriffe der Rauschformen zu überprüfen, um durch etwaige Korrekturen zu einer besseren diagnostischen Abgrenzung zu gelangen. Von den statistischen Verfahren wird erwartet, daß sie die gehäuft zusammentreffenden Merkmalsgruppen aufdecken. Ob dies gelingen würde, war ungewiß, denn die Beschreibungen der Rauschformen deuten auf fließende Übergänge hin, die eine Abgrenzung erschweren oder sogar unmöglich machen.

2 Stichprobe und Methodik

Dem Ziel entsprechend, die für eine Klassifikation bedeutsamen Varianten des Alkoholrausches zu erfassen und zu gewichten, geht die Studie von forensischen und klinischen Fällen aus, die am ehesten die Vielfalt psychopathologischer Auffälligkeiten erwarten lassen. Die Studie setzt sich aus *3 Teilstudien* zusammen mit insgesamt 772 Fällen. Studie I mit 299 Fällen basiert auf der Auswertung sämtlicher Gutachten aus strafrechtlichen Verfahren, die während eines Zeitraumes von 8 Jahren in der Abteilung für Forensische Psychiatrie der Nervenklinik der Universität München erstellt wurden und Hinweise auf eine Alkoholisierung des Täters zur Tatzeit enthielten. Vorwiegend handelt es sich um Tötungs-, Sexual- und Eigentumsdelikte. Die zweite prospektiv angelegte Studie geht von 150 alkoholisierten Personen aus, die sich wegen einer Trunkenheitsfahrt einer Blutuntersuchung im Institut für Rechtsmedizin der Universität München zur Feststellung der Blutalkoholkonzentration unterziehen mußten. In Ergänzung zu den forensischen Fällen wurden in einer dritten Studie alle Krankengeschichten derjenigen Patienten gesichtet, die während eines 5-Jahres-Zeitraumes in der Nervenklinik der Universität mit einer Alkoholintoxikation stationär aufgenommen werden mußten, insgesamt 323 Patienten.

Als *Hypothese* wird angenommen, daß sich bei den drei Studien ähnliche psychopathologische Syndrome aufdecken lassen, trotz der Unterschiede im Untersuchungsansatz, in der Zusammensetzung der Gruppen, in der Ausgangssituation und in den konstellierenden Faktoren. Zur Erfassung des gesamten Spektrums psychopathologischer Veränderungen wurde nicht von einer beliebigen Gruppe der Alkoholkonsumenten ausgegangen, sondern von einem Personenkreis, der wegen psychischer Auffälligkeiten bzw. wegen Fehlverhaltens einer ärztlichen Untersuchung in der Psychiatrischen Klinik oder im Institut für Rechtsmedizin zugeführt wurde.

Das Einteilungsprinzip der Rauschformen nach den *konventionellen klinischen Diagnosen* des normalen, komplizierten und pathologischen Rausches wird gesondert auf seine Brauchbarkeit überprüft. Eine isolierte Betrachtung wird notwendig, da diese diagnostischen Begriffe nicht ausschließlich an der Psychopathologie orientiert sind und Merkmale anderer diagnostischer Ebenen beinhalten. Dies trifft insbesondere für den Begriff des pathologischen Rausches zu, der neben psychopathologischen und ätiologischen Merkmalen außerdem Kennzeichen des Verlaufs enthält.

Abschließend wird auf die *forensischen Aspekte* eingegangen, wobei versucht wird, die psychopathologischen Syndrome den juristischen Begriffen der Schuldfähigkeit zuzuordnen. Ausgehend von den in den Gutachten enthaltenen forensisch-psychiatrischen Stellungnahmen zu den Voraussetzungen der §§ 20 und 21 StGB soll untersucht werden, ob bestimmte Syndrome eher die Voraussetzungen einer erheblichen Verminderung der Steuerungs- oder Einsichtsfähigkeit erfüllen als andere. Da die Zuordnung aber nicht nur auf der phänomenologischen Ebene der Syndrome erfolgt, sondern auch andere Gesichtspunkte einbeziehen muß, werden sich bei den Syndromdiagnosen nur Tendenzen aufzeigen lassen.

2.1 Gutachten der Forensisch-psychiatrischen Abteilung

Die Untersuchung geht von den nervenärztlichen Gutachten aus, die in der Abteilung für Forensische Psychiatrie der Nervenklinik der Universität München (Prof. Dr. W. Mende) erstellt wurden. Diese Gutachten besitzen aufgrund ihrer Ausführlichkeit einen hohen Informationswert und bieten insofern die erforderlichen Voraussetzungen für die wissenschaftliche Bearbeitung, so daß sich eine retrospektive Untersuchung vertreten läßt. Der Untersuchung komm zugute, daß in der seit 1971 bestehenden Abteilung für Forensische Psychiatrie von vornherein die wissenschaftliche Auswertung der Gutachten angestrebt und infolgedessen auf die Einhaltung bestimmter Inhalte geachtet wurde. So enthält beispielsweise jedes Gutachten einen ausführlichen Aktenauszug, der alle für die forensische Beurteilung wichtigen Informationen beinhaltet, so daß sich auch der mit dem Fall nicht vertraute Leser ein umfassendes Bild von den Ermittlungsergebnissen machen kann. Wesentlich umfangreicher als das Zitieren des Akteninhaltes fällt die Niederschrift der Explorationsergebnisse aus. Neben der detaillierten Analyse der Tat findet sich eine eingehende Beschreibung des Bedingungsgefüges im Vorfeld der Tat. Auch die Beschreibung der Täterpersönlichkeit nimmt einen breiten Raum ein. Außerdem lassen sich den Gutachten ausführliche Angaben zur biographischen Anamnese, zum Trinkverhalten und zum individuellen Reaktionsmuster auf Alkohol entnehmen.

In jedem Gutachten sind die psychiatrischen und neurologischen Untersuchungsergebnisse festgehalten. Außerdem liegen in den meisten Fällen elektroenzephalographische, neuroradiologische und umfangreiche testpsychologische Zusatzgutachten vor. In Einzelfällen wurde bei begründetem Verdacht auf eine Hirnschädigung eine computertomographische oder pneumenzephalographische Untersuchung durchgeführt.

Die abschließende psychiatrische Diagnose orientiert sich an der internationalen Klassifikation der WHO [46]. Sie bildet die Grundlage für die ärztliche Stellungnahme zu den Voraussetzungen der §§ 20 und 21 StGB

14

(früher § 51 Abs. 1 und 2). Die Zuordnung der psychiatrischen und diagnostischen Begriffe zu den juristischen Termini wurde meist durch eingehende Argumentation abgesichert, so daß der Entscheidungsprozeß vom Leser nachvollzogen werden kann.

In die Auswertung wurden alle strafrechtlichen Gutachten einbezogen, die während eines Zeitraumes von 8 Jahren ab Mai 1971 bis April 1979 in der Abteilung für Forensische Psychiatrie erstellt wurden. Von den insgesamt 869 begutachteten Probanden hatten 299 bzw. 34,4% im zeitlichen Zusammenhang mit der Tat Alkohol zu sich genommen. Dieser Personenkreis wird im Rahmen dieser Studie als *Alkoholtäter* bezeichnet, und zwar unabhängig von der Relevanz des Alkohols für das Tatgeschehen.

Das *Alter* der 289 Männer (96,7%) und 10 Frauen (3,3%) beträgt durchschnittlich 30,2 Jahre bei einem Altersbereich von 14 bis 69 Jahren. Jugendliche (14 bis 17 Jahre) und Heranwachsende (18 bis 20 Jahre) machen bei den Alkoholtätern einen Anteil von 7% bzw. 12,4% aus. In der Altersverteilung überwiegen die 21- bis 29jährigen mit 35,5% und die 30- bis 39jährigen mit 26,8%.

Als *Delikt* dominieren Sexual- (26,1%), Tötungs- (23,4%), Eigentums- (22,4%) und Verkehrsdelikte (13,4%). Für die Zuordnung war das Tatmotiv ausschlaggebend, so daß z. B. eine sexuell motivierte Körperverletzung oder Tötung als Sexualdelikt aufgefaßt wurde. Bei mehreren Delikten galt die primäre und schwerwiegendere Tat als das Hauptdelikt. So wurde z. B. eine Trunkenheitsfahrt mit nachfolgendem Widerstand gegen die Polizeibeamten den Verkehrsdelikten zugerechnet und nicht den Widerstandshandlungen.

Bei der Unterscheidung nach den wesentlichen *Tatmerkmalen* Aggressivität, Sexualität und Bereicherung fällt nach Tabelle 1 das Dominieren der Aggressionsdelikte auf mit 58%. Die unter den Sexualdelikten zusammengefaßten sexuellen Gewalttaten, Pädophilie, Exhibitionismus und Homose-

Tabelle 1. Anteil der Aggressionsdelikte bei Alkoholtätern (n = 299)

Aggressionsdelikte	n	%	*Andere Delikte*	n	%
Tötung	70	23,4	Diebstahl	42	14,0
Sexuelle Gewalttat	44	14,7	Verkehrsdelikt	40	13,4
Raub	21	7,0	Pädophilie	26	8,7
Körperverletzung	19	6,4	Exhibitionismus	4	1,3
Brandstiftung	7	2,3	Betrug	4	1,3
Sachbeschädigung	5	1,7	Homosexualität	4	1,3
Bedrohung	5	1,7	Fahnenflucht	3	1,0
Beleidigung	1	0,3	Verstoß BtmG	3	1,0
Widerstand	1	0,3			
	173	58		126	42

xualität ergeben einen Anteil von 26%. Die Eigentumsdelikte Diebstahl, Betrug und Raub machen einen Anteil von 22% aus.

Die Mehrzahl der begutachteten Probanden wies bereits Vorstrafen (69,2%) auf. Bei jedem dritten Vorbestraften lagen mehr als 5 Vorstrafen (24,7% der Gesamtheit der Alkoholtäter, 35,7% der Vorbestraften) vor.

In den meisten Fällen ging der Untersuchung in der Forensisch-psychiatrischen Abteilung eine *Begutachtung* (54,5%) durch einen Landgerichtsarzt oder einen Nervenarzt voraus. Dieser hohe Anteil läßt auf eine Vorauswahl insbesondere durch die Landgerichtsärzte schließen. Nahezu jeder dritte Alkoholtäter befand sich bereits in einer *nervenärztlichen Behandlung* (30,4%).

Neben der Erfassung der genannten Merkmale zur Beschreibung der Stichprobe wurde vorrangig versucht, ein detailliertes Bild von der Tatsituation sowie ihren Entstehungsbedingungen im Vorfeld der Tat und in der Person des Täters zu gewinnen. Dazu mußte ein breites Spektrum konstellierender und disponierender Faktoren einbezogen werden. Damit sollten die Voraussetzungen geschaffen werden für eine syndrombezogene Aussage zur Genese des psychischen Zustandsbildes. Dementsprechend wurde die *Merkmalsliste* zur Datenerfassung mit 247 Items verhältnismäßig breit angelegt.

Merkmale zur Beschreibung der Stichprobe

Alter	*Vorstrafen*
Geschlecht	Häufigkeit
Delikt	Bedrohung
Bedrohung	Beleidigung
Beleidigung	Brandstiftung
Brandstiftung	Eigentumsdelikt
Eigentumsdelikt	Fahnenflucht
Betrug	Hausfriedensbruch
Diebstahl	Körperverletzung
Raub	Sachbeschädigung
Fahnenflucht	Sexualdelikt
Körperverletzung	Verkehrsdelikt
Sachbeschädigung	Widerstand
Sexualdelikt	*Vorausgegangene Begutachtung*
Exhibition	*Frühere nervenärztliche Behandlung*
Homosexualität	
Pädophilie	
Vergewaltigung	
Tötung (versuchte, vollendete)	
Verkehrsdelikt	
Trunkenheitsfahrt ohne Unfall	
Trunkenheitsfahrt mit Unfall	
Fahren ohne Fahrerlaubnis	
Fahrerflucht	
Verstoß gegen das BtmG	
Widerstand	

Merkmale zur Erfassung der Situation vor und während der Tat

Disponierende Faktoren
 keine
 Aggression
 Angst
 Ärger/Wut
 Depression/Enttäuschung
 Erschöpfung
 Fieber
 Gereiztheit
 Konflikt mit Partner
 Konflikt mit anderen Personen
 sexuelle Erregung
 Spannung
 Streit
 Streß
 Unruhe
Tatmotiv
 Angst
 Bereicherung
 Depression/Suizidversuch
 Eifersucht
 Erregung/Wut
 illusionäre Verkennung/Wahn
 Rache
 sexuelle Erregung
 unbekannt

Tatentschluß
 geplant
 spontan
Tatwerkzeug
 körperliche Gewalt
 Messer
 Schlagwaffe
 Schußwaffe
 Seil/Gift
Täter-Opfer-Beziehung
 zufällig
 Bekanntenkreis
 Partner
Verhalten des Opfers
 abweisend
 entgegenkommend
 neutral
 provozierend
 alkoholisiert
Art des Opfers
 Erwachsener anderen Geschlechts
 Erwachsener gleichen Geschlechts
 Kind

Merkmale zur Erfassung des psychopathologischen und neurologischen Zustandsbildes zur Tatzeit

Psychische Symptome
 unauffällig
 ängstlich
 aggressiv
 Amnesie, partielle
 Amnesie, totale
 Antriebsminderung
 Antriebssteigerung
 Auffassungsstörung
 Bewußtseinsstörung
 depressiv
 depressiv-aggressiv
 desorientiert
 enttäuscht
 erregt
 euphorisch
 formale Denkstörung
 gereizt/mürrisch
 gespannt/Wut
 illusionsäre Verkennung/paranoid
 Rededrang
 sexuelle Erregung
 Suizidgedanken
 unverständliches Verhalten

Neurologische Symptome
 Ataxie
 Sprachstörung
 Zittern
Syndromdiagnose nach Gutachter
 unauffällig
 aggressives Verhalten
 Amnesie
 Angst
 Bewußtseinsstörung
 Dämmerzustand
 delirantes Syndrom
 depressives Syndrom
 Eifersucht
 Erregungszustand
 illusionäre Verkennung/
  paranoides Syndrom
 manisches Syndrom
 manisch-depressiver Mischzustand
 Primitivreaktion
 Rausch, normaler
 Rausch, komplizierter
 Rausch, pathologischer
 sexuelle Deviation
 Spannungszustand
 suizidales Syndrom

Merkmale zur Erfassung von Medikamenten, alkoholspezifischer Informationen und der Situation nach der Tat

Medikamente
  keine
  Halluzinogene
  Opiate
  Schmerzmittel
  Schlafmittel
  Tranquilizer/Antidepressiva
  Weckamine
Getränkeart
  Bier
  konzentrierte Getränke
  Wein/Sekt
  verschiedene Getränke
Trinkanlaß
  zufällig
  konfliktbezogen
  gewohnheitsmäßig
Alkoholwirkung
  aggressiv
  Amnesie
  depressiv
  enthemmt
  euphorisch
  gereizt
  Rededrang
  Toleranz vermindert

Blutentnahme
  durchgeführt
  BAK zum Zeitpunkt der Blutentnahme
  Zeitabstand zur Tat
  BAK zur Tatzeit
  Trunkenheitsgrad
  abweisend
  aggressiv
  Bewußtseinsstörung
  Denkstörung
  depressiv
  euphorisch
  gereizt
  herausfordernd
  redselig
  Koordinationsstörung
  Sprachstörung
Verhalten/Befinden nach der Tat
  aggressiv
  ängstlich
  depressiv
  ernüchtert
  Flucht
  Schlaf
  Selbstanzeige
  Suizidversuch
  unauffällig

Merkmale zur Erfassung des psychiatrischen, psychologischen und körperlichen Untersuchungsbefundes

Psychiatrischer Befund
  aggressiv
  depressiv
  erregbar
  frustrationsintolerant
  gehemmt
  geltungssüchtig
  hirnorganische Leistungsminderung/
    Wesensänderung
  kontaktgestört
  labil
  Mangel an Bindungsfähigkeit
  selbstunsicher
Testpsychologischer Befund
  Untersuchung durchgeführt
  Intelligenzquotient
  hirnorganische Leistungsminderung

Testpsychologischer Befund (Fortsetzung)
  Aggressivität
    FHT/AOS
    FPI/Aggressivität
    GT/dominant
    MMPI/Manie
    MMPI/Paranoia
  Aggressionshemmung
    FHT/AOS
    GT/gefügig
  Depressivität
    FPI/Depressivität
    GT/depressiv
    MMPI/Depression
  Frustrationsintoleranz
    FPI/Erregbarkeit
    MMPI/Psychopathie
  Gehemmtheit
    FPI/Gehemmtheit
  Verdrängung
    MMPI/Hysterie

Merkmale zur Erfassung des psychiatrischen, psychologischen und körperlichen Untersuchungsbefundes (Fortsetzung)

Neurologischer Befund
  unauffällig
  Halbseitenbild
  Koordinationsstörung
  Polyneuropathie
Elektroenzephalographischer Befund
  unauffällig
  Allgemeinveränderungen
  Herd
  Paroxysmen

Radiologischer Befund
(Schädelübersichtsaufnahme)
  unauffällig
  Asymmetrie
  Verkalkung der A. carotis
*Pneumenzephalographischer
Befund/Computertomogramm*
  Substanzminderung

Merkmale zur Erfassung der sozialen Situation vor der Tat, der psychiatrischen Diagnose und der forensisch-psychiatrischen Beurteilung

Soziale Situation
  arbeitslos
  häufiger Wohnortswechsel
  Verwahrlosung
Psychiatrische Diagnose (nach ICD)
  Alkoholpsychose (291)
  Psychose bei organischer Hirnstörung
    (293)
  Schizophrenie (295)
  affektive Psychose (296)
  andere Psychose (298)
  Neurose (300)
  Persönlichkeitsstörung (301)
  sexuelle Verhaltensabweichung (302)
  Alkoholismus (303)
  Medikamentenabhängigkeit (304)
  vorübergehende kurzfristige psychische
    Auffälligkeit (307)
  psychische Störung bei körperlicher
    Krankheit (309)
  Oligophrenie (310)
  Epilepsie
  Mehrfachdiagnose
  gesund

Prognose
  Rückfall oder Wiederholung
    wahrscheinlich
Forensisch-psychiatrische Beurteilung
  Voraussetzungen §§ 20, 21 StGB
  nicht gegeben
  Voraussetzungen § 21 StGB
  nicht auszuschließen
  Voraussetzungen § 21 StGB
  gegeben
  Voraussetzungen § 20 StGB
  nicht auszuschließen
  Voraussetzungen § 20 StGB
  gegeben
  Unterbringung § 64 StGB
  Unterbringung § 63 StGB
  Reife § 3 JGG
  Reife § 105 JGG

Die *Datenerfassung* ging von der Dichotomisierung „vorhanden" und „nicht vorhanden" aus. Fehlende Informationen galten als „missing values". Nur bei wenigen Daten wurde eine ordinale Abstufung vorgenommen, und zwar bei der Zahl der Vorstrafen, der Blutalkoholkonzentration, dem Trunkenheitsgrad bei der Blutentnahme, dem Ausmaß des aggressiven Verhaltens zur Tatzeit und bei den testpsychologischen Befunden.

Bei der Vielzahl der *testpsychologischen Verfahren* mußte eine Beschränkung auf die am häufigsten angewandten Tests wie Hamburg-Wechsler-Intelligenztest (HAWIE), Freiburger Persönlichkeitsinventar (FPI), Minnesota Multiphasic Personality Inventory (MMPI), Gießen-Test (GT), Foto-Hand-Test (FHT) erfolgen. Aus den testpsychologischen Verfahren wurden solche Persönlichkeitsvariablen ausgewählt, die für die Abklärung der Syndromgenese bedeutsam erschienen, wie Aggressivität, Aggressionshemmung, Depressivität, Frustrationsintoleranz, Verdrängung und Gehemmtheit. Entsprechend dem Ausprägungsgrad wurde zwischen „auffälligen" und „extrem auffälligen" Werten unterschieden. Bei den nach dem HAWIE ermittelten Intelligenzquotienten kamen in Anlehnung an die Klassifikation der WHO [46] 6 Skalierungen zur Anwendung:

IQ 40 bis 59 – Schwerer Schwachsinn
IQ 60 bis 74 – Deutlicher Schwachsinn
IQ 75 bis 79 – Leichter Schwachsinn
IQ 80 bis 90 – Minderbegabung
IQ 91 bis 110 – Normalbereich
IQ über 110 – Überdurchschnittliche Intelligenz

Bei der *Datenverarbeitung*[1] wurde von Häufigkeitstabellen (zumeist Kreuztabellen) und Korrelationsmatrizen ausgegangen. Als statistische Verfahren kamen der Chi-Quadrat-Test zumeist in Form des Vierfeldertests, sowie die Clusteranalyse zur Anwendung. Mit dem Chi-Quadrat-Test läßt sich ermitteln, ob ein Zusammenhang zwischen jeweils zwei Variablen existiert oder nicht. Da es sich in der vorliegenden Untersuchung zumeist um dichotome Daten handelt (Merkmal vorhanden bzw. nicht vorhanden), läßt sich die Frage klären, ob bei Vorhandensein des einen Merkmals das andere Merkmal gehäuft oder seltener auftritt, oder ob beide voneinander unabhängig sind. Wie bei jeder korrelativen Beziehung lassen sich hiermit *keine* ursächlichen Abhängigkeiten, sondern wechselseitige Zusammenhänge ermitteln. Als Grundlage für die Entscheidung bezüglich eines aussagekräftigen Zusammenhangs dienen die in der biomedizinischen und sozialwissenschaftlichen Forschungspraxis gängigen Irrtumswahrscheinlichkeiten (Signifikanzniveaus) von 5%, 1% bzw. 0,1% ($p < 0,05$, $p < 0,01$, $p < 0,001$). Diese sind in den nachfolgenden Tabellen einheitlich gekennzeichnet:

* bedeutet: Irrtumswahrscheinlichkeit kleiner als 5% aber größer als 1%
 $p < 0,05$
**: Irrtumswahrscheinlichkeit kleiner als 1% aber größer als 0,1%
 $p < 0,01$
***: Irrtumswahrscheinlichkeit kleiner als 0,1%
 $p < 0,001$.

---

1 Für die wertvolle Unterstützung bei der Bearbeitung statistischer Fragestellungen bin ich Herrn Dipl.-Psychol. P. Schneider, Referent für Statistik und Datenverarbeitung im Staatsinstitut für Schulpädagogik, München, sehr zu Dank verpflichtet.

Der empirische Teil dieser Untersuchung enthält eine Reihe von Tabellen, die die Korrelation der in der Tabellenüberschrift angegebenen „Leitvariablen" mit einer Reihe von „Bezugsvariablen" wiedergeben. Um die Übersichtlichkeit der Tabellen zu gewährleisten, wurde auf die Angabe des Korrelationskoeffizienten bzw. des Chi-Quadrat-Wertes verzichtet und nur das Signifikanzniveau mit Hilfe der o. a. Symbolik hinter jeder Bezugsvariablen vermerkt. Bei den Korrelationen handelt es sich um den Phi-Koeffizienten, der sich bekanntlich mathematisch aus dem Chi-Quadrat-Wert ableiten läßt.

Bei dem großen Pool von Daten läßt es sich aus ökonomischen und statistischen Gründen nicht vertreten, alle Merkmale miteinander zu korrelieren. Deshalb wurden zu den Fragestellungen entsprechende Hypothesen gebildet, die sich durch Korrelation der jeweiligen Merkmale überprüfen ließen. Trotz Einschränkung der Korrelationen muß aber aufgrund der immer noch sehr großen Zahl von Variablen mit „zufällig" signifikanten Ergebnissen gerechnet werden. Deshalb stützen sich die Interpretationen in der Regel auf eine Vielzahl signifikanter Korrelationen.

Für bestimmte Problembereiche interessiert die Frage, welche Variablen sich am besten zu Gruppen (sog. Clustern) subsumieren lassen. Hier wurde auf die Clusteranalyse zurückgegriffen. Die jeweiligen Berechnungen erfolgten mit dem Programmpaket BMCP (Biomedical Computer Programs), Unterprogramm P1M. Zur Gruppierung von Variablen in übergeordnete Dimensionen wird häufig die sog. Faktorenanalyse herangezogen. Hier wurde aber bewußt die Clusteranalyse angewandt, weil dieses Verfahren weniger Voraussetzungen von den Daten verlangt und das primäre Interesse nicht darin bestand, die wechselseitigen Beziehungen zwischen den einzelnen Variablen und den hypothetischen Dimensionen zu beschreiben.

Die Clusteranalyse faßt Variablen, die miteinander in Beziehung stehen, zu Gruppen zusammen (Cluster 1. Ordnung). In einem zweiten Schritt werden diese Cluster wiederum anhand ihrer Gemeinsamkeiten zusammengefaßt, so daß Cluster 2. Ordnung entstehen. Dieser Prozeß wird fortgesetzt, bis sämtliche Variablen in einem Cluster vereinigt sind. Die empirische Aussagekraft eines Clusters wird aus einer Maßzahl ersichtlich, die den Zusammenhang der im Cluster repräsentierten Variablen wiedergibt. In der vorliegenden Untersuchung ist diese Maßzahl die durchschnittliche Korrelation. Nur solche Cluster werden aufgeführt und interpretiert, deren durchschnittliche Variablen-Interkorrelationen mindestens auf dem 5%-Niveau (bezogen auf die jeweilige Fallzahl) signifikant sind. In den jeweiligen Tabellen werden die Cluster durch eckige Klammern gekennzeichnet. Das Signifikanzniveau ist, sofern es einheitlich für alle Cluster gilt, in der Legende vermerkt. Andernfalls wird es neben der Clusterklammer durch die bereits erwähnte Symbolik angegeben. Werden 2 Cluster durch eine weitere eckige Klammer verbunden, so handelt es sich hierbei um ein Cluster 2. Ordnung.

2.2 Untersuchung alkoholisierter Verkehrsteilnehmer

Diese *prospektive* Studie befaßt sich mit alkoholisierten Verkehrsteilnehmern, die auf polizeiliche Anordnung in das Institut für Rechtsmedizin der Universität München[2] zur Blutentnahme gelangten. Neben den üblichen Untersuchungen zur Abklärung des Trunkenheitsgrades wurde ein kurzes psychiatrisches Gespräch zur Beurteilung von Bewußtseinslage, Denken, Stimmung, Affekt, Psychomotorik und Verhalten geführt. Bei der Untersuchung sollten vorwiegend die psychopathologischen Querschnittsbefunde erfaßt werden, nicht aber die Entstehungsbedingungen. Eine tiefergehende und umfassende psychiatrische Exploration ließ sich bei den gegebenen Untersuchungsbedingungen und wegen des Trunkenheitszustandes nicht durchführen.

In die Studie wurden unausgelesen insgesamt 150 alkoholisierte Verkehrsteilnehmer einbezogen, die im Zeitraum von September 1978 bis Februar 1979 zur Untersuchung gelangten. Als Ausschlußkriterien galten lediglich Medikamenten- bzw. Drogeneinfluß und sprachliche Verständigungsschwierigkeiten bei ausländischen Staatsangehörigen. Die insgesamt 138 Männer (92%) und 12 Frauen (8%) befanden sich im Alter von 17–69 Jahren. Das Durchschnittsalter betrug 33,3 Jahre. Als Delikt wurde neben der Trunkenheitsfahrt in 80 Fällen eine Straßenverkehrsgefährdung (53,3%) und bei 14 Personen eine Fahrerflucht genannt.

Zur *Datenerfassung* erwies sich der routinemäßig bei der polizeilich angeordneten Blutentnahme auszufüllende ärztliche Befundbericht als unzureichend. Aus psychiatrischer Sicht fehlten einige wichtige psychopathologische Merkmale des Trunkenheitszustandes wie z. B. Verlangsamung des Denkens, erschwerte Auffassung, herabgesetzte Konzentrationsfähigkeit, Affektlabilität, gehobene Stimmung, verbal aggressives Verhalten. Die Dokumentation des psychopathologischen Befundes erfolgte daher mit dem wesentlich umfangreicheren Dokumentationsbogen „Psych 3" des AMP-Systems [3], einer von der Arbeitsgemeinschaft für Methodik und Dokumentation in der Psychiatrie entwickelten Symptomenliste zur standardisierten Dokumentation psychiatrischer Befunde. In Ergänzung zu den Untersuchungsbefunden konnten die Ergebnisse der Blutuntersuchung einbe-

2 Herrn Prof. Dr. W. Spann, Direktor des Instituts für Rechtsmedizin, seinem Mitarbeiter Herrn Dr. J. Janzen und Herrn Oberstaatsanwalt Bär der Staatsanwaltschaft beim Landgericht München I danke ich für die Unterstützung. Ohne ihre Mithilfe wäre ein wesentlicher Teil dieser wissenschaftlichen Untersuchungen nicht zustandegekommen.

22

zogen werden. Die Bestimmungen der Blutalkoholkonzentration erfolgten nach dem gaschromatographischen Verfahren bzw. nach der ADH-Methode.

Bei der *Datenverarbeitung* wurde ebenfalls von dichotomen Daten ausgegangen. Ausgenommen davon waren die Blutalkoholkonzentration und der Trunkenheitsgrad, bei denen die quantitative Abstufung beibehalten wurde.

2.3 Patientengut der Psychiatrischen Klinik

Diese *retrospektive* Untersuchung basiert auf allen Krankengeschichten von Patienten der Nervenklinik der Universität München, die innerhalb eines 5-Jahres-Zeitraumes von 1974–1978 wegen einer akuten Alkoholintoxikation zur stationären Behandlung gelangten [5]. Fälle mit einer gleichzeitig bestehenden Psychose wurden ausgeschlossen. Die Diagnose einer akuten Alkoholintoxikation wurde im Rahmen dieser Studie weit ausgelegt, um durch eine zu enge Definition keine Vorauswahl zu treffen. Als Kriterien für die Einbeziehung in die Studie galten die Alkoholisierung und das psychopathologische Zustandsbild. Beide mußten in einem zeitlichen Zusammenhang stehen, so daß ein ursächlicher Zusammenhang im Sinne einer alkoholbedingten psychopathologischen Störung in Betracht kam. Weitergehende einengende Festlegungen hätten die Gefahr mit sich gebracht, selten vorkommende Erscheinungsbilder der Alkoholintoxikation oder selten auftretende Entstehungsbedingungen zu übersehen. So ließ sich z. B. eine Festlegung auf eine bestimmte Mindestalkoholmenge nicht durchführen, da sonst abnorme Reaktionen auf geringe Mengen Alkohol im Sinne der quantitativ abnormen Räusche nicht erfaßt worden wären. Ebenso war es nicht möglich, von bestimmten Intoxikationszeichen als Kriterien der akuten Alkoholintoxikation auszugehen, weil diese erst durch die Studie ermittelt werden sollten. Durch eine Festlegung auf neurologische Trunkenheitszeichen oder Bewußtseinsstörungen wäre ebenfalls eine Vorauswahl getroffen worden. Aus diesen Gründen erschien es zweckmäßig, die Alkoholintoxikation lediglich als eine Alkoholisierung zu bezeichnen, die mit einem psychopathologischen Zustandsbild einhergeht.

Neben der Erfassung des psychopathologischen Zustandsbildes ging es bei dieser Studie vor allem um weitere Aufschlüsse über die Syndromgenese. Insbesondere interessierte die Frage, ob der chronische Alkoholismus zu abweichenden psychopathologischen Syndromen der akuten Alkoholintoxikation führt. Zur Abklärung wurden zwei Vergleichsgruppen gebildet und zwar Alkoholkranke *mit* akuter Alkoholintoxikation und Alkoholkranke *ohne* akute Alkoholintoxikation. Weiterhin wurden zur Erfassung der Syndromgenese die Syndromverläufe einbezogen. Diesem Untersuchungsansatz lag die Überlegung zugrunde, daß ein rasches Abklingen des psychopathologischen Zustandsbildes für einen pharmakologisch-toxischen Einfluß des Alkohols spricht. Im Vergleich dazu wurden die längerfristigen Syndromverläufe anderen Ursachen zugeschrieben, wie z. B. der Alkoholkrankheit, den psychogenen Reaktionen oder den neurotischen Störungen.

Im 5-Jahres-Zeitraum wurden 323 Patienten mit einer *akuten* Alkoholintoxikation aufgenommen, von denen 255 Patienten (79%) gleichzeitig eine chronische Intoxikation aufwiesen. Das Durchschnittsalter der 235 Männer (73%) und der 88 Frauen (27%) betrug 35 Jahre. Die Vergleichsgruppe mit ausschließlich *chronischer* Alkoholintoxikation bestand aus 277 Patienten, davon 196 Männer (71%).

Zur einheitlichen *Datenerfassung* wurde ein Erhebungsbogen entwickelt mit Merkmalen zur Beschreibung der aktuellen Trinksituation, des psychischen Zustandsbildes vor dem Trinken, des Aufnahmegrundes in der Klinik, des psychopathologischen und körperlichen Befundes und des Krankheitsverlaufes. Besonderer Wert wurde auf die Erfassung eines Symptomwechsels gelegt. Die Ausführlichkeit der Krankengeschichten, hinsichtlich Krankheitsvorgeschichte und -verlauf, wies erhebliche Unterschiede auf. Zur Vermeidung einer Vorauswahl wurden auch die Krankengeschichten mit geringem Informationswert in die Auswertung einbezogen. Die uneingeschränkte Einbeziehung aller Krankengeschichten hat zur Folge, daß sich einige Merkmale nur bei einem geringen Teil erfassen ließen. Entsprechende Hinweise finden sich bei der Darstellung der Ergebnisse und bei der Diskussion.

Schon bei der Datenerhebung zeigte sich, daß eine sich an der Psychopathologie orientierende Syndromdiagnose verhältnismäßig selten gestellt wurde. Da sich aber nur auf dieser Basis eine Abgrenzung der verschiedenen psychopathologischen Zustandsbilder durchführen läßt, mußte aufgrund der psychopathologischen Befunde eine Syndromdiagnose gebildet werden. Als Leitbilder dienten die von Hippius [90] beschriebenen Syndrome. Bei der Zuordnung der Symptome zu den Syndromen wurde von den folgenden Begriffsinhalten ausgegangen:

1. *Depressives Syndrom:* depressiv, gedrückte Stimmungslage, weinerlich, klagsam-jammerig.
2. *Suizidales Syndrom:* latente und manifeste Suizidalität.
3. *Aggressiv-erregtes Syndrom:* verbale Aggression, Aggressionshandlungen, Erregungszustände.
4. *Manisches Syndrom:* gehobene bzw. euphorische Stimmung, hypomanisches Zustandsbild.
5. *Dysphorisches Syndrom:* mürrisch, gereizt, mißmutig.
6. *Angstsyndrom:* ängstlich.
7. *Delirantes Syndrom:* delirant.

24

8. *Paranoid-halluzinatorisches Syndrom:* Wahn und/oder Halluzinationen.

9. *Andere Leitsyndrome:* Bewußtseinstrübung, Störungen der Aufmerksamkeit, des Gedächtnisses und des formalen Denkens, Orientierungsstörungen und neurologische Ausfälle. Die Zuordnung zu dieser Symptomgruppierung kam nur in Frage, wenn die unter den Ziffern 1–8 genannten Syndrome nicht zutrafen.

Zur Erfassung mehrerer gleichzeitig vorhandener Zustandsbilder wurden Untergruppen mit Syndromkombinationen gebildet, wie z.B. depressiv-suizidales, depressiv-ängstliches, depressiv-gereiztes, depressiv-aggressives, depressiv-manisches Syndrom. Aus Gründen der Übersicht beziehen sich die Syndromkombinationen nur auf die affektiven Störungen, nicht aber auf die Störungen von Bewußtsein und Motorik. Dabei wurde unterstellt, daß diese als typische Trunkenheitszeichen geltenden Merkmale in Kombination mit allen affektiven Störungen auftreten können, so daß eine weitere Unterteilung der Syndrome keine zusätzlichen Informationen bringen würde.

Die statistische Auswertung bezieht sich auf die Erfassung der Häufigkeit der Merkmale und ihrer Zusammenhänge. Die Abklärung der statistisch signifikanten Beziehungen diente insbesondere der Erfassung der Syndromgenese. Die Signifikanzberechnung erfolgte mit dem Chi-Quadrat-Test für die Vierfeldertafel unter Berücksichtigung eines Signifikanzniveaus von $p < 0{,}05$, $p < 0{,}01$ und $p < 0{,}001$.

3 Ergebnisse

3.1 Psychopathologische Zustandsbilder zur Tatzeit
bei Alkoholtätern

Das psychopathologische Zustandsbild zur Tatzeit läßt sich nach der Schilderung des Probanden bei der Vernehmung, den Explorationsergebnissen der psychiatrischen Untersuchung, der Darstellung des Opfers, den Beobachtungen der Zeugen und dem Bericht der festnehmenden Polizeibeamten mosaikartig zusammensetzen. Erst durch die Einbeziehung aller zur Verfügung stehenden Informationen läßt sich ein umfassendes Bild von der psychischen und körperlichen Verfassung des Täters zur Tatzeit gewinnen. Bei der Durchsicht der Gutachten mußten daher alle den verschiedensten Quellen entstammenden Informationen berücksichtigt werden, um die Symptome zur Tatzeit herauszuarbeiten.

Eine dem Schweregrad entsprechende Graduierung der psychopathologischen Merkmale erwies sich aus Mangel an gut abgrenzbaren Kriterien als zu schwierig. Nur bei der phänomenologischen Betrachtung der Aggressivität bot es sich an, nach drei Intensitätsgraden abzustufen: Bedrohung, gezielte Tätlichkeit und ungezielte Tätlichkeit. Gerade die zuletzt genannte Form der Aggressivität schien immer wieder bei den Alkoholtätern vorzukommen, und zwar als blindwütiges, ungezieltes Schlagen, Treten, Stechen oder Schießen, das multiple Verletzungen des Opfers an weit voneinander entfernten Körperstellen zur Folge hatte. Als Kennzeichen galt der ungezügelte aggressive Bewegungssturm. Durch die Abgrenzung verschiedener Formen der Aggressivität sollte eine Beziehung zu der von Binder [12] beschriebenen vitalen Erregung des komplizierten Rausches hergestellt werden. Es wurde dabei unterstellt, daß zwischen dem stärksten Grad der Aggressivität und der vitalen Erregung des komplizierten Rausches eine Ähnlichkeit besteht. Nur so schien es möglich zu überprüfen, ob der von Binder beschriebene komplizierte Rausch tatsächlich als eine besondere Rauschform zu werten ist. Darüber hinaus sollte mit der quantitativen Abgrenzung der Aggressivität überprüft werden, inwieweit quantitative Unterschiede der Aggressivität bei der forensisch-psychiatrischen Beurteilung der Steuerungsfähigkeit und damit der Schuldfähigkeit eine Rolle gespielt haben.

Beim Herausarbeiten der psychopathologischen Zustandsbilder zur Tatzeit wurde zunächst von der Symptomenebene ausgegangen, weil diese als

Grundlage für die syndromale Zuordnung gilt. Zur Abgrenzung der Syndrome wurden zwei Wege beschritten und zwar einerseits die Zusammenstellung der vom Gutachter gestellten klinisch-intuitiven Diagnosen und andererseits die statistische Erfassung der Symptomengruppierungen mit Hilfe der Clusteranalyse. Abschließend wurden die Syndromdiagnosen einer näheren Untersuchung hinsichtlich der Syndromgenese unterzogen, um Informationen darüber zu erhalten, inwieweit sich die gefundenen Syndrome vorrangig auf die Alkoholintoxikation zurückführen lassen, da es nur unter dieser Voraussetzung angebracht erschien, von Syndromen der Alkoholintoxikation zu sprechen.

3.1.1 Psychopathologische und neurologische Symptome

Eine Übersicht der psychopathologischen Auffälligkeiten zur Tatzeit gibt Tabelle 2. Die hohe Zahl von Aggressionsdelikten (58%) bringt es mit sich,

Tabelle 2. Psychischer Zustand der Alkoholtäter zur Tatzeit differenziert nach *Symptomen* (n = 299)

Psychische Symptome[a]	n	%
aggressiv	182	60,9
Bedrohung	24	8,0
gezielte Tätlichkeit	119	39,8
ungezielte Tätlichkeit	39	13,0
gespannt/Wut	151	50,5
partielle Amnesie	102	34,1
erregt	96	32,1
sexuelle Erregung	79	26,4
gereizt/mürrisch	69	23,1
depressiv	42	14,0
ängstlich	38	12,7
totale Amnesie	35	11,7
depressiv/aggressiv	33	11,0
enttäuscht	33	11,0
Antriebssteigerung	32	10,7
Bewußtseinsstörung	26	8,7
Auffassungsstörung	25	8,4
illusionäre Verkennung/paranoid	15	5,0
Suizidgedanken	10	3,3
euphorisch	9	3,0
desorientiert	6	2,0
Rededrang	5	1,7
unverständliches Verhalten	5	1,7
Antriebsminderung	4	1,3
formale Denkstörung	3	1,0
unauffällig	42	14,0

[a] Mehrfachnennung

daß die entsprechenden Merkmale aggressiv (60,9%), gespannt/Wut (50,5%), erregt (32,1%), gereizt/mürrisch (23,1%) auch bei den psychopathologischen Symptomen eindeutig im Vordergrund stehen. Nahezu jeder fünfte aggressive Täter befand sich in einem aggressiv-depressiven Mischzustand (11%), was die Vermutung nahelegt, daß Alkoholeinfluß das Umschlagen der Autoaggression in Fremdaggression begünstigt. Die ausschließlich depressive Symptomatik (3%), die sich aus der Differenz der Merkmale depressiv (14%) und depressiv/aggressiv (11%) ergibt, kommt dagegen wesentlich seltener vor. Suizidgedanken, die auf ein erhebliches Ausmaß der Depressivität hinweisen, wurden in 3,3% der Fälle genannt.

Etwa in der gleichen Häufigkeit wie die Depressivität (14%) trat Angst (12,7%) auf. Euphorie (3%) zählt dagegen bei den Alkoholtätern offensichtlich zu den seltenen Symptomen. Auch hier muß aber berücksichtigt werden, daß es sich um Gutachtenmaterial mit vorwiegend Aggressionsdelikten handelt, so daß sich verallgemeinernde Schlußfolgerungen daraus nicht ableiten lassen.

Neben den genannten vielfältigen Störungen im affektiven Bereich fällt die hohe Zahl mnestischer Ausfälle auf. Zusammengefaßt ergeben die partielle Amnesie (34,1%) und die totale Amnesie (11,7%) den überraschend hohen Anteil von 45,8%. Zu dieser Häufung hat vermutlich das Zusammentreffen von Intoxikationen und hochgradigem Affekt geführt, der die Gedächtnisleistung ebenfalls beeinträchtigen kann. Zu berücksichtigen ist aber auch, daß es sich hier um die Erinnerung an Straftaten handelt, die manche Täter verdrängen, oder sogar bewußt verschweigen.

Die sexuelle Erregung (26,4%) rangiert ebenfalls unter den häufigsten Symptomen, was bei dem hohen Anteil von Sexualdelikten nicht überrascht. Bei den motorischen Auffälligkeiten überwiegt eindeutig die Antriebssteigerung als motorische Unruhe (10,7%) gegenüber der Antriebsminderung (1,3%). Der mit einer Antriebssteigerung häufig verbundene Rededrang (1,3%) wurde dagegen verhältnismäßig selten festgestellt.

Hinweise auf Bewußtseinsstörungen (8,7%) ließen sich nur bei einer geringen Zahl der Alkoholtäter finden. Zum Teil dürfte dies mit der retrospektiven Erfassung zusammenhängen. Etwa den gleichen Anteil machen die Auffassungsstörungen (8,4%) aus. Dies ist zu erwarten, da bei einem so erheblichen toxischen Einfluß, der zu Bewußtseinsstörungen führt, in der Regel gleichzeitig auch Auffassungsstörungen bestehen. Aus demselben Grund sollten die formalen Denkstörungen in der gleichen Häufigkeit vorhanden sein. Sie wurden aber nur bei 1% der Alkoholtäter genannt, was vermutlich der retrospektiven Erfassung anzulasten ist.

Die Desorientiertheit (2%) zählt bei der Alkoholintoxikation ebenso wie die illusionäre Verkennung bzw. paranoide Ideen (5%) zu den seltenen psychopathologischen Auffälligkeiten. Letztere ließen sich bei der retrospektiven Untersuchung oft nicht scharf voneinander trennen, so daß die Zusammenfassung der Begriffe zweckmäßig erschien. In beiden Fällen handelte es sich meist um flüchtige Verfälschungen der Realität, erkennbar an den realitätsfremden Äußerungen. Unverständliches Verhalten (1,7%) lag vor, wenn sich trotz eingehender Exploration kein Tatmotiv finden ließ.

Nach der quantitativen Abstufung der Aggressivität erreichte jeder fünfte der aggressiven Täter das extreme Ausmaß des ungezielten Schlagens, Tretens, Stechens oder Schießens. Bezogen auf die Gesamtzahl der Täter machte diese Gruppe immerhin 13% aus. Typische Trunkenheitszeichen wie Ataxie (12,7%) und Sprachstörungen (11,7%) wurden bei weniger Alkoholtätern festgestellt als erwartet, was angesichts der Auffälligkeit der Merkmale überrascht.

3.1.2 Psychopathologische Syndrome nach Clusteranalyse

Als wichtiger Schritt auf dem Wege zur Verbesserung der diagnostischen Abgrenzung von Rauschformen wurde die statistische Auswertung angesehen. Sie sollte die gehäuft zusammentreffenden Merkmalsgruppen aufdekken, um durch empirisch abgesicherte Daten eine Voraussetzung für die Korrektur der bestehenden Einteilung zu schaffen. Ob dies gelingen würde, war ungewiß, denn die Beschreibungen der Rauschformen deuten auf fließende Übergänge hin, die eine Abgrenzung erschweren oder sogar unmöglich machen. Ausgehend von den in den Gutachten gefundenen psychopathologischen Merkmalen (vgl. Abschn. 3.1.1) wurde eine Clusteranalyse durchgeführt. Dieses statistische Verfahren faßt die gehäuft gemeinsam auftretenden Merkmale zu Gruppen bzw. Clustern zusammen. Da auch das Syndrom zusammenhängende Symptome beschreibt, besteht inhaltlich zwischen dem Cluster und dem Syndrom eine große Ähnlichkeit.

Überraschend bildeten sich bei der Clusteranalyse Symptomgruppierungen heraus, die klinisch geläufigen Syndrombegriffen entsprechen, wie sie bereits heute zur Deskription anderer psychiatrischer Krankheitsbilder üblich sind. Drei Symptomenkomplexe ließen sich nach Tabelle 3 abgrenzen, die sich als *Störungen von Bewußtsein und Motorik,* als *depressiv-aggressives Syndrom* und als *manisches Syndrom* interpretieren lassen. Bei zwei der genannten Syndrome fällt auf, daß sie aus jeweils zwei Untergruppen bestehen, die klinisch als eigenständige Syndrome gelten: *Bewußtseinsstörungen, psychomotorische Störungen, depressives Syndrom, gereizt-aggressives Syndrom.*

Bemerkenswert ist die Zugehörigkeit der partiellen Amnesie zum gereizt-aggressiven Syndrom, die eher als eine Begleiterscheinung der Bewußtseinsstörung gilt. Diese unerwartete Symptomenkonstellation ist wahrscheinlich als eine spezielle Variante bei den Alkoholtätern zu werten, die sich ja nicht nur in einem Intoxikationszustand befinden, sondern außerdem in einem affektiven Erregungszustand. Durch das Zusammenwirken

Tabelle 3. Symptomenkomplexe nach Clusteranalyse und entsprechende Syndrombegriffe (p < 0,05)

Symptomenkomplexe	*Syndrombegriffe*
Bewußtseinsstörung Desorientierung Auffassungsstörung illusionäre Verkennung/paranoid	Bewußtseinsstörungen
	Störungen von Bewußtsein und Motorik
Ataxie Sprachstörung Antriebsminderung	psychomotorische Störungen
aggressiv gespannt/Wut	gereizt-aggressives Syndrom
erregt gereizt/mürrisch partielle Amnesie	depressiv-aggressives Syndrom
depressiv depressiv/aggressiv enttäuscht Suizidgedanken	depressives Syndrom
euphorisch Rededrang Antriebssteigerung formale Denkstörung	manisches Syndrom
ängstlich	Angstsyndrom
sexuelle Erregung	sexuelle Erregung
totale Amnesie	Verdacht auf amnestisches Syndrom
Zittern	unsichere Zuordnung
unverständliches Verhalten	unklare Fälle

von Alkoholintoxikation und hochgradigem Affekt werden wahrscheinlich mnestische Störungen begünstigt.

Zwischen den Störungen des Bewußtseins und der Motorik besteht nur ein schwach signifikanter Zusammenhang (p < 0,05), so daß aus dem Vorhandensein einer motorischen Störung nicht zwingend auf eine Störung des Bewußtseins geschlossen werden kann. Eng mit der Bewußtseinsstörung verbunden sind dagegen die erschwerte Auffassung, die Desorientierung und die illusionäre Verkennung, die fließend und oft auch daher schwer abgrenzbar ins Paranoid übergeht, weshalb diese Merkmale zusammengefaßt wurden.

30

Von den nach der Clusteranalyse isoliert gebliebenen fünf Merkmalen geben drei Hinweise auf weitere Syndrome. Das Merkmal „ängstlich" kann auf ein *Angstsyndrom* hindeuten, das Vorherrschen der Sexualität auf eine *sexuelle Erregung* und die „totale Amnesie" auf ein *amnestisches Syndrom.* Aus isolierten Merkmalen auf Syndrome zu schließen, läßt sich am ehesten dann vertreten, wenn die Merkmale als Leitsymptome klinisch bekannter Syndrome gelten. Das trifft bei den Merkmalen „ängstlich" und „totale Amnesie" zu. Trotzdem bleibt es problematisch, ein Syndrom daraus abzuleiten, wenn keine weiteren Informationen zur Verfügung stehen. Eine Diskussion an dieser Stelle ohne Berücksichtigung der Ergebnisse aus den anderen Teilstudien wäre deshalb verfrüht. Das gilt auch für die Symptomatik der sexuellen Erregung, die unter den Auffälligkeiten der Alkoholtäter eine Sonderstellung einnimmt. Klinisch spielt diese Symptomatik nur eine untergeordnete Rolle, die eine Abgrenzung nicht rechtfertigt. In der forensischen Psychiatrie kommt ihr aber eine wesentlich größere Bedeutung zu bei der Beurteilung von Sexualdelinquenten, bei denen sich das sexuelle Verlangen oft als die zur Tatzeit dominierende Symptomatik erweist.

Unter den genannten Vorbehalten ergeben sich bei den Alkoholtätern Hinweise auf *acht Syndrome:*

- Bewußtseinsstörung
- Psychomotorische Störung
- Depressives Syndrom
- Manisches Syndrom
- Gereizt-aggressives Syndrom
- Angstsyndrom
- Amnestisches Syndrom
- Sexuelle Erregung.

Die Vielfalt der psychopathologischen Erscheinungsbilder wirft die Frage nach syndromspezifischen Unterschieden in der Entstehung auf, der im folgenden Abschnitt auf der Basis der clusteranalytisch ermittelten Syndrome nachgegangen werden soll.

3.1.3 Syndromgenese

Gewalttaten haben ihre Vorgeschichte und lassen sich in ihrer Entstehung über eine längere Strecke zurückverfolgen. Ihren Ausgangspunkt nimmt die Tat häufig von ungelösten Konflikten, die zu Spannungen führen, denen das Individuum bei anhaltenden Frustrationen und mangelnder Entlastung schließlich nicht mehr gewachsen ist, so daß sich die Spannung in der Tat entläd. Das Verständnis der Tat erfordert daher eine sehr sorgfältige Exploration der Vorgeschichte. Aber nicht nur die Ereignisse im Vorfeld der Tat bestimmen das Zustandsbild zur Tatzeit. Fast noch mehr kommt es darauf an, wie eine frustierende Situation erlebt und verarbeitet wird. Das wiederum hängt wesentlich von den Persönlichkeitseigenschaften ab, da wohl mit Recht davon ausgegangen werden kann, daß beispielsweise eine erregbare Persönlichkeit in belastenden Situationen eher mit Gespanntheit, Gereiztheit oder sogar aggressivem Verhalten reagiert als anders strukturierte Personen. Demnach empfiehlt es sich zur Abklärung der Syndromgenese, neben der Analyse des Verlaufs, auch die Erfassung von Persönlichkeitsmerkmalen einzubeziehen.

Bei anderen maßgeblichen ursächlichen Faktoren als dem Alkohol wäre es irreführend, das psychische Zustandsbild zur Tatzeit allein auf die Alkoholintoxikation zu beziehen. Zur Abklärung der Syndromgenese wurden daher andere neben dem Alkohol in Frage kommende Bedingungsfaktoren auf ihren Einfluß auf die jeweiligen Syndrome untersucht. Bei der Konzeption der Studie wurden den pharmakologischen Eigenschaften des Alkohols mit seiner euphorisierenden, enthemmenden, hypnotischen, narkotischen, aber auch toxischen Wirkung eine große Bedeutung für die Syndromgenese beigemessen. Diese Vermutung stützte sich auf die häufig hervorgehobene sog. Persönlichkeitsfremdheit mancher Rauschtaten, die eher für eine organische als für eine psychische Genese spricht. Die Hypothese ging daher vom Dominieren des Faktors Alkohol aus. Unterschiede bei den Syndromen wurden für möglich gehalten, so daß eine syndromorientierte Auswertung erfolgte.

3.1.3.1 Verlaufsanalyse

Welche Faktoren auf die Syndromgenese den wesentlichen Einfluß nehmen, läßt sich am besten mit Hilfe der Verlaufsanalyse aufzeigen. Werden nämlich im Vorfeld der Tat zahlreiche disponierende Faktoren festgestellt, haben diese vermutlich auch bei der Syndromentstehung mitgewirkt. Dies gilt um so mehr, wenn sich eine ähnliche psychische Symptomatik über eine längere Strecke vor und nach der Tat nachweisen läßt. Der Alkohol hat in diesem Fall nur zu einer Akzentuierung einer bereits bestehenden Symptomatik beigetragen. Fehlen dagegen disponierende Faktoren und provozierende Begleitumstände der Tat, spricht dies eher für die alkoholbedingte Syndromgenese.

Der von Rasch [168] als *Tatanlaufzeit* bezeichnete Werdevorgang vor der Tat weist eine unterschiedliche Dauer von Stunden bis Monaten auf. Als einheitliches Maß galt in dieser Studie der Zeitraum 1 Woche vor der Tat. Alle in dieser Zeit bis zum Trinkbeginn auftretenden psychischen und körperlichen Belastungen wurden unter dem Begriff der disponierenden Faktoren zusammengefaßt. Nicht einbezogen wurden Auffälligkeiten oder Vorkommnisse nach dem Trinkbeginn, weil ab diesem Zeitpunkt mit einer Überlagerung der psychopathologischen Entwicklung durch den Alkoholeinfluß gerechnet werden mußte, die eine Abgrenzung der psychogenen Faktoren erschwert. Zur Abklärung der Syndromentstehung wurden aus dem Zeitraum *vor* der Tat der Trinkanlaß, das Tatmotiv, die Täter-Opfer-Beziehung, der Entscheidungsprozeß und das Tatwerkzeug erfaßt. Aus dem Zeitraum *nach* der Tat waren vor allem die psychopathologischen Auffällig-keiten bei der Blutentnahme sowie das Verhalten und Befinden von Inter-esse.

3.1.3.1.1 Kriterien der Verlaufsbeurteilung. Die Zusammenstellung einiger den Verlauf kennzeichnenden Merkmale in den Tabellen 4–7 zeigt im Vor-feld vielfältige belastende Ereignisse im engen zeitlichen Zusammenhang mit der Tat, die eine bereits lange vor der Tat bestehende Störung des psy-chischen Gleichgewichts und dementsprechend eine psychische Genese der Syndrome vermuten lassen. Dies gilt insbesondere nach Tabelle 4 von den zahlreichen *disponierenden Faktoren* (51,2%) wie Spannung (31,8%), Ärger/Wut (28,4%), Depression (23,7%), Streit (22,7%) und Gereiztheit (13,4%).

Die in vielfältiger Weise gestörte psychische Ausgangslage in der von Rasch [168] als Tatanlaufzeit bezeichneten Zeitstrecke im Vorfeld der Tat weist auf ein erhöhtes Risiko für Fehlhandlungen hin. Hier deuten sich die von Stumpfl [202] herausgearbeiteten Vorgestalten der Tat an, womit zum Ausdruck gebracht wird, daß die an sich uncharakteristischen Auffälligkei-ten durch den Bezug zur Tat plötzlich als Glieder einer Handlungskette er-

Tabelle 4. Disponierende Faktoren bei Alkoholtätern

Disponierende Faktoren[a]	n	Anteil in % bezogen auf	
		Gesamtzahl (n = 299)	Täter mit disponierenden Faktoren (n = 153)
Spannung	95	31,8	62,1
Partnerkonflikt	92	30,8	60,1
Ärger/Wut	85	28,4	55,6
Depression/Enttäuschung	71	23,7	46,4
Streit	68	22,7	44,4
Konflikt mit anderen Personen	53	17,7	34,6
Gereiztheit	40	13,4	26,1
Angst	27	9,0	17,6
Erschöpfung	26	8,7	17,0
Aggression	20	6,7	13,1
Unruhe	20	6,7	13,1
Sexuelle Erregung	13	4,3	8,5
Streß	5	1,7	3,3
Fieber	3	1,0	2,0
keine	146	48,8	–

[a] Mehrfachnennung

Tabelle 5. Täter-Opfer-Beziehung, Verhalten des Opfers im Tatverlauf sowie Art des Opfers

Opfer	n	Anteil in % bezogen auf Taten mit Opfern (n = 193)	
Täter-Opfer-Beziehung			
zufällig	113	58,5	
Bekanntenkreis	43	22,3	> 41,5
Partner	37	19,2	
Verhalten des Opfers [a]			
abweisend	92	47,7	
neutral	69	35,8	
alkoholisiert	56	29,0	
provozierend	43	22,3	
entgegenkommend	4	2,1	
Art des Opfers			
Erw. anderen Geschlechts	93	48,2	
Erw. gleichen Geschlechts	72	37,3	
Kind	28	14,5	

[a] Mehrfachnennung

scheinen, die zur Tat hinführt. Auffallend häufig finden sich in der Tatanlaufzeit Partnerkonflikte (30,8%) und Konflikte mit anderen Personen (17,7%). Es verwundert daher auch nicht, daß dieser Personenkreis nach Tabelle 5 im hohen Maße zu den *Opfern* (41,5%) zählt. Fast jedes dritte Opfer (29%) stand wie der Täter unter Alkoholeinfluß, jedes fünfte (22,3%) trug durch provozierendes Verhalten zur Tat bei. Eine große Zahl der Opfer zeigte keine Abwehrreaktion (35,8%), da es vom Angriff überrascht wurde oder keinen Anlaß zur Eskalation der Gewaltanwendung geben wollte. Entgegenkommendes Verhalten (2,1%) in Verkennung der Gefahrensituation bildete die Ausnahme.

Als *Tatmotiv* dominieren nach Tabelle 6 eindeutig die Affekte wie Erregung/Wut (42,1%), Angst (11%), Depression/Suizidalität (9,7%), Eifersucht (6,4%) und Rache (0,7%), aber auch sexuelle Motive (26,4%) spielen eine wesentliche Rolle. Der hohe Anteil unbekannter Motive (12,4%) geht vorwiegend auf Delikte im Straßenverkehr zurück, bei denen es oft nicht gelingt, das Fehlverhalten mit einem Motiv zu erklären.

Auch *nach der Tat* blieb nach Tabelle 7 bei vielen Tätern die affektive Störung als Depressivität (20,4%), Angst (16,4%) und Aggressivität (11,4%) bestehen. Ein ähnliches Bild ergibt sich nach den ärztlichen Untersuchungsbefunden bei der polizeilich angeordneten *Blutentnahme*. Verhältnismäßig häufig fielen affektive Störungen wie Depressivität (22,4%), Ge-

Tabelle 6. Tatbezogene Merkmale bei Alkoholtätern (n = 299)

Tatbezogene Merkmale	n	%
Tatmotiv[a]		
Erregung/Wut	126	42,1
sexuelle Erregung	79	26,4
Bereicherung	77	25,8
Angst	33	11,0
Depression/Suizidalität	29	9,7
Eifersucht	19	6,4
illusionäre Verk./Wahn	9	3,0
Rache	2	0,7
unbekannt	37	12,4
Trinkanlaß		
gewohnheitsmäßig	215	71,9
zufällig	62	20,7
konfliktbezogen	12	4,0
unbekannt	10	3,3
Tatentschluß		
spontan	230	76,9
geplant	32	10,7
unbekannt	37	12,4
Tatwerkzeug[a]		
körperliche Gewalt	104	34,8
Messer	42	14,0
Schlagwaffe	33	11,0
Schußwaffe	29	9,7
Seil/Gift	7	2,3

[a] Mehrfachnennung

reiztheit (18,7%), Aggressivität (10,3%), Euphorie (3,7%) auf. Der hohe Anteil affektiver Störungen überrascht insofern, weil die Blutentnahme meist von Ärzten ohne psychiatrische Erfahrung vorgenommen wird. Wenn die Merkmale trotzdem in so großer Häufigkeit vermerkt wurden, läßt dies auf einen erheblichen Ausprägungsgrad der psychischen Symptomatik schließen.

Die zahlreichen affektiven Auffälligkeiten schon lange *vor* dem Trinkbeginn und ihr Fortbestehen *nach* der Tat lassen vermuten, daß die zur Tatzeit bestehenden psychopathologischen Syndrome nicht nur auf die Alkoholintoxikation zurückzuführen sind, und daß andere Faktoren an der Syndromentstehung mitgewirkt haben. Bevor aber im folgenden Abschnitt versucht wird, diesen Eindruck auf seine Richtigkeit statistisch zu überprüfen, soll die Abklärung der während des Verlaufs gefundenen affektiven Auffälligkeiten vertieft werden. Handelt es sich nur um isoliert auftretende Merkmale oder zeichnet sich bereits im Vorfeld eine syndromähnliche Ausfor-

Tabelle 7. Auffälliges Verhalten sowie psychopathologische und neurologische Befunde nach der Tat. Der prozentuale Anteil bei den Merkmalsgruppen bezieht sich auf die nach der Tat auffälligen Alkoholtäter (n = 194), bzw. auf die Fälle mit Angaben zu Trunkenheitszeichen bei der Blutentnahme (n = 107)

Auffälligkeiten nach der Tat	n	Anteil in % bezogen auf	
		Gesamtzahl (n = 299)	Merkmalsgruppe (n = 194 bzw. 107)
Verhalten/Befinden[a]			
Flucht	118	39,5	60,8
depressiv	61	20,4	31,4
ängstlich	49	16,4	25,3
aggressiv	34	11,4	17,5
Selbstanzeige	25	8,4	12,9
Schlaf	19	6,4	9,8
ernüchtert	5	1,7	2,6
Suizidversuch	4	1,3	2,1
Befunde bei Blutentnahme[a]			
Koordinationsstörung	58	19,4	54,2
Denkstörung	33	11,0	30,8
Sprachstörung	31	10,4	29,0
Bewußtseinsstörung	26	8,7	24,3
depressiv	24	8,0	22,4
redselig	24	8,0	22,4
gereizt	20	6,7	18,7
abweisend	18	6,0	16,8
aggressiv	11	3,7	10,3
herausfordernd	8	2,7	7,5
euphorisch	4	1,3	3,7

[a] Mehrfachnennung

mung ab? Zur Beantwortung dieser Frage bietet sich wieder die Clusteranalyse an. Besteht zwischen bestimmten Auffälligkeiten eine enge Beziehung, dann weist die Clusteranalyse die gehäuft zusammentreffenden Merkmale als Merkmalsgruppe oder Cluster aus.

Das Ergebnis der Auswertung zeigt nach Tabelle 8 *vor der Tat* drei Schwerpunkte der Gestörtheit, die im *affektiven,* im *organischen* und im *sexuellen* Bereich liegen. Die affektiven Auffälligkeiten im Vorfeld der Tat bilden trotz ihrer Verschiedenheit einen Komplex *uncharakteristischer affektiver Störungen,* der psychopathologisch noch keine typische Ausformung im Sinne eines bekannten klinischen Syndroms besitzt. Offenbar handelt es sich um eine Phase der Labilisierung mit wechselnden Affekten, von denen aber noch keiner klar erkennbar dominiert. Neben den Störungen im emotionalen Bereich fällt ein organischer Komplex auf, der auf einen *körperlichen Erschöpfungszustand* hindeutet. Unabhängig von den genannten Aspekten stellt sich als dritter disponierender Faktor eine *sexuelle*

36

Tabelle 8. Hauptgruppen der disponierenden Faktoren nach Clusteranalyse.
(Signifikanzniveau: p < 0,001)

Disponierende Faktoren	Kennzeichen
Gereiztheit Aggression Ärger/Wut Spannung Streit Partnerkonflikt Konflikt mit anderen Personen Depression/Enttäuschung Unruhe/Nervosität Angst	Uncharakteristische affektive Störung
Erschöpfung Streß Fieber	Körperlicher Erschöpfungszustand
Sexuelle Erregung	Sexuelle Erregung

Erregung heraus. Sie kommt nach den Darstellungen in den Gutachten in einer gesteigerten sexuellen Phantasietätigkeit zum Ausdruck, die im zunehmenden Maße die Aufmerksamkeit des Täters in Anspruch nimmt. Ähnliche „Vorgestalten" der Tat finden sich bei mehreren von Schorsch u. Becker [187] beschriebenen forensischen Fallgeschichten von Patienten mit sexuellen Tötungen.

Dem noch weitgehend undifferenzierten Zustand vor der Tat folgt die bereits im Abschn. 3.1.2 beschriebene Differenzierung in verschiedenartige psychopathologische Syndrome zur Tatzeit. Die syndromale Ausgestaltung besteht *nach der Tat* fort. Das ergibt die in Tabelle 9 dargestellte clusteranalytische Auswertung der ärztlichen Befunde bei der Blutentnahme. Die gefundenen psychopathologischen Syndrome entsprechen klinisch bekannten Syndrombegriffen.

3.1.3.1.2 *Syndrombezogene Auswertung der Verläufe.*

Nach den beschriebenen vielfältigen Auffälligkeiten in der Zeit vor und nach der Tat ergibt sich der Eindruck, daß die psychopathologischen Syndrome zur Tatzeit nicht allein auf dem Alkoholeinfluß beruhen. Insbesondere die affektiven Störungen und die Anzeichen für einen körperlichen Schwächezustand im Vorfeld der Tat weisen auf eine psychogene und eine organisch bedingte Syndromgestaltung hin. Nimmt man als dritten Faktor den Alkohol hinzu, dann zeichnet sich das Bild einer multifaktoriellen Syndromgenese ab.

Es bliebe bei dem mit einer erheblichen Unsicherheit behafteten Eindruck, wenn es nicht gelänge, statistisch signifikante Beziehungen zwischen

Tabelle 9. Syndrome zum Zeitpunkt der Blutentnahme bei Alkoholtätern nach Clusteranalyse. (Signifikanzniveau: $p < 0,05$)

Befunde bei Blutentnahme	*Syndrome*
Bewußtseinsstörung Denkstörung Sprachstörung Koordinationsstörung	Störungen von Bewußtsein und Motorik
euphorisch redselig	Manisches Syndrom
gereizt aggressiv herausfordernd abweisend	Gereizt-aggressives Syndrom
depressiv	Depressives Syndrom

den vielfältigen Auffälligkeiten während des Verlaufs einerseits und den Syndromen zur Tatzeit andererseits herauszuarbeiten. Ohne den Nachweis könnte es sich um die zufällige Häufung von Störfaktoren im Umfeld der Tat handeln, die mit der Syndromentstehung nichts zu tun haben. In diesem Falle wäre es beispielsweise problematisch, die Auffälligkeiten im Vorfeld der Tat als disponierende Faktoren zu bewerten.

Zur Abklärung der Zusammenhangsfrage wurden die Leitsymptome der clusteranalytisch ermittelten Syndrome mit den Merkmalen des Verlaufs mit Hilfe des Chi-Quadrat-Tests auf statistisch signifikante Beziehungen überprüft. Als Beweis eines Zusammenhangs galt, wenn die während des Verlaufs gefundenen Merkmale gehäuft eine große Ähnlichkeit mit dem psychopathologischen Syndrom zur Tatzeit aufweisen. Finden sich z.B. beim gereizt-aggressiven Syndrom gehäuft ähnliche Merkmale im Vorfeld der Tat, so spricht dies für eine Syndromentwicklung bereits *vor* dem Trinken, so daß neben dem Alkohol andere Faktoren der Syndromgenese in Betracht kommen.

Das Ergebnis der statistischen Berechnungen zeigen exemplarisch die Zusammenstellungen in den Tabellen 10–12. Das *gereizt-aggressive Syndrom*, das *Angstsyndrom* und das *depressive Syndrom* weisen im Gegensatz zum manischen Syndrom, zu den Störungen von Bewußtsein und Motorik sowie zur sexuellen Erregung eine Vielzahl von disponierenden Faktoren auf. Darüber hinaus ist das Leitsymptom bereits im Vorfeld der Tat vorhanden, wie z.B. die Aggression beim gereizt-aggressiven Syndrom, die Angst beim Angstsyndrom und die Depressivität beim depressiven Syndrom. Die gleiche Symptomatik besteht auch nach der Tat fort, was vor allem beim depressiven Syndrom herauskommt mit einer depressiven Symptomatik bei

Tabelle 10. Verlauf des *gereizt-aggressiven Syndroms.* Korrelation des Leitsymptoms „aggressiv" zur Tatzeit mit Verlaufsmerkmalen als Bezugsvariablen. (Signifikanzniveau: * $p < 0,05$; ** $p < 0,01$; *** $p < 0,001$)

Vor der Tat:	Disponierende Faktoren
	Aggression***
	Ärger/Wut***
	Gereiztheit***
	Spannung***
	Streit***
	Partnerkonflikt***
	Depression/Enttäuschung***
	Konflikt mit anderen Personen**
	Unruhe*
	Trinkanlaß
	konfliktbezogen**
Tat:	Tatmotiv
	Erregung/Wut***
	Eifersucht***
	Angst*
	Tatentschluß
	spontan***
	Delikt
	Tötungsdelikt***
	Körperverletzung***
	Vergewaltigung***
	Raub**
	Tatwerkzeug
	körperliche Gewalt***
	Messer***
	Opfer
	Erwachsener gleichen Geschlechts***
	provozierend***
	alkoholisiert**
	Erwachsener anderen Geschlechts*
Nach der Tat:	Verhalten/Befinden
	depressiv***
	ängstlich***
	Selbstanzeige***
	Befund bei Blutentnahme
	depressiv**

der Blutentnahme. Das gereizt-aggressive Syndrom geht nach der Tat gehäuft in eine depressive Symptomatik über. Die Auswertung des Syndromverlaufs nach der Intensität der Aggressivität hat keine nennenswerten Unterschiede erbracht. Zusammenfassend läßt sich bei den drei genannten Syndromen eine im Ansatz bereits vor dem Trinkbeginn bestehende Symptomatik feststellen.

Tabelle 11. Verlauf des *Angstsyndroms*. Korrelation des Leitsymptoms „ängstlich" mit Verlaufsmerkmalen als Bezugsvariablen. Signifikanzniveau: n. s. = nicht signifikant; * p < 0,05; ** p < 0,01; *** p < 0,001)

Vor der Tat:	Disponierende Faktoren
	Angst***
	Spannung***
	Aggression**
	Ärger/Wut*
	Gereiztheit*
	Trinkanlaß n. s.
Tat:	Tatmotiv
	Angst***
	Depression/Suizidversuch*
	Tatentschluß n. s.
	Delikt
	Tötungsdelikt***
	Fahnenflucht**
	Tatwerkzeug
	Schußwaffe**
	Seil/Gift*
	Opfer
	Erwachsener gleichen Geschlechts***
Nach der Tat:	Verhalten/Befinden
	ängstlich***
	Flucht*
	Befund bei Blutentnahme n. s.

Konflikte mit Partnern spielen beim gereizt-aggressiven und depressiven Syndrom eine wesentliche Rolle, und wohl als eine Folge davon kommt es zum konfliktbezogenen Trinken. Hinsichtlich des Deliktes weisen die Syndrome Unterschiede auf mit einer Häufung der Brandstiftung beim depressiven Syndrom und der Fahnenflucht im Zusammenhang mit der Angst. Den affektbetonten Tatmotiven entsprechend entsteht die Tat meist spontan, und zwar beim gereizt-aggressiven Syndrom vorwiegend mit körperlicher Gewalt und mit dem Messer, beim depressiven Syndrom mit dem Messer und beim Angstsyndrom mit der Schußwaffe. Die Gewalt richtet sich beim gereizt-aggressiven Syndrom vorwiegend gegen ein meist ebenfalls alkoholisiertes Opfer des gleichen Geschlechts, das sich provozierend verhält. Beim depressiven Syndrom ist das Opfer häufiger der andersgeschlechtliche Partner. Das Angstsyndrom geht gehäuft mit Gewaltanwendung gegen ein gleichgeschlechtliches Opfer einher.

Beim *manischen Syndrom* gibt es im Vorfeld der Tat keine Hinweise auf eine ähnliche Symptomatik, was auf die vorrangige Rolle des Alkohols als

Tabelle 12. Verlauf der *Bewußtseinsstörung*. Korrelation des Leitsymptoms „Bewußtseinsstörung" mit Verlaufsmerkmalen als Bezugsvariablen. (Signifikanzniveau: n. s. = nicht signifikant; * p < 0,05; ** p < 0,01; *** p < 0,001)

Vor der Tat:	Disponierende Faktoren
	Unruhe**
	Streß*
	Erschöpfung*
	Konflikt mit anderen Personen*
	Trinkanlaß n. s.
Tat:	Tatmotiv
	illusionäre Verkennung/Wahn*
	Erregung/Wut*
	Depression/Suizidversuch*
	Tatentschluß n. s.
	Delikt
	Fahrerflucht***
	Trunkenheitsfahrt mit Unfall*
	Sachbeschädigung*
	Betrug*
	Widerstand*
	Tatwerkzeug n. s.
	Opfer n. s.
Nach der Tat:	Verhalten/Befinden
	ernüchtert*
	Schlaf*
	Befund bei Blutentnahme
	Bewußtseinsstörung***

Verursacher schließen läßt. Auf eine Fortdauer der Symptomatik nach der Tat deutet die gehäufte Feststellung eines herausfordernden Verhaltens hin.

Die *Störungen von Bewußtsein* und *Orientierung* sowie die *illusionäre Verkennung* bzw. das *Paranoid* werden erwartungsgemäß durch psychische und körperliche Erschöpfung in ihrer Entstehung begünstigt. Typische Intoxikationszeichen lassen sich nach Tabelle 12 bei den Störungen des Bewußtseins nur nach der Tat, nicht aber davor nachweisen. Hier kommt der typische Intoxikationsverlauf zum Ausdruck. Bei der *sexuellen Erregung* fällt im Vergleich zu den anderen Syndromverläufen das weitgehende Fehlen ähnlicher Merkmale vor und nach der Tat auf. Nur bei 13 von 78 Sexualstraftätern (16,7%) fand sich als disponierender Faktor eine sexuelle Erregung im Vorfeld der Tat. Der verhältnismäßig geringe Anteil könnte dafür sprechen, daß dem Tatanreiz und dem Alkohol ebenfalls eine wesentliche Bedeutung zukommen.

Die Ergebnisse lassen auf einen unterschiedlichen Stellenwert des Alkohols bei der Syndromgenese schließen. Ein wesentlicher Einfluß ist dem Alkohol bei den Störungen von Bewußtsein und Motorik sowie beim manischen Syndrom zuzuschreiben, weil bei diesen Zustandsbildern die Psychopathologie erst im engen zeitlichen Zusammenhang mit dem Alkoholkonsum auftritt. Anders verhält es sich beim gereizt-aggressiven Syndrom, beim depressiven Syndrom, beim Angstsyndrom und bei der sexuellen Erregung, die schon im Vorfeld der Tat eine ähnliche Symptomatik aufweisen. Hier trifft die Intoxikation mit einer bereits gestörten psychischen Ausgangslage zusammen, auf die sie sich verstärkend auswirkt. Die vor der Alkoholisierung bestehende Störung ähnlicher Art wie zur Tatzeit spricht bei diesen Syndromen dafür, daß neben dem Alkohol auch andere Faktoren an der Syndromentstehung im Sinne einer *multifaktoriellen Genese* mitgewirkt haben. Die Konflikte mit dem Partner und mit anderen Personen machen beispielsweise eine psychische Syndromgenese als Reaktion auf die gestörte Beziehung wahrscheinlich.

3.1.3.2 Persönlichkeitsfaktoren

Ein weiterer Faktor für die Syndromentstehung wird in den Persönlichkeitseigenschaften vermutet. Die Hypothese geht von einer alkoholbedingten Akzentuierung aus. Zum Nachweis werden die psychiatrischen, testpsychologischen und körperlichen Befunde, das Delinquenzmuster nach der Art der Vorstrafen, das individuelle Reaktionsmuster auf Alkohol und die psychiatrische Diagnose herangezogen. Auch hier gilt die gleiche Einschränkung wie bei den Merkmalen des Verlaufs hinsichtlich der Bewertung einzelner Befunde, die sich ätiopathogenetisch in verschiedenen Richtungen interpretieren lassen und daher keine sicheren Rückschlüsse auf Persönlichkeitseigenschaften zulassen. Beispielsweise kann eine bei der psychiatrischen Untersuchung festgestellte depressive Stimmung Ausdruck einer depressiven Persönlichkeitsstruktur sein. Bei einem Straftäter liegt es aber nahe, auch an eine depressive Reaktion angesichts der sich mit dem Strafverfahren abzeichnenden beruflichen und familiären Konsequenzen zu denken. In der gleichen Weise können sich die kritische Auseinandersetzung mit dem Tatgeschehen und die Inhaftierung auswirken. Auch eine mehr oder weniger lange vor der Tat beginnende depressive Entwicklung kommt als Ursache einer zum Zeitpunkt der psychiatrischen Untersuchung festgestellten depressiven Symptomatik in Betracht. Wegen der ätiopathogenetischen Unspezifität der psychopathologischen Befunde mußte daher zur Absicherung eine Vielzahl von Merkmalen zur Beschreibung der Persönlichkeit einbezogen werden. Ein Einfluß der Persönlichkeitseigenschaften auf die Syndromgestaltung galt dann als wahrscheinlich, wenn sich signifikant gehäuft Zusammenhänge zwischen den Persönlichkeitsmerkmalen und dem Syndrom finden ließen und außerdem nach der Art der Auffälligkeiten Gemeinsamkeiten zu erkennen waren. So wurde z. B. erwartet, daß bei Tätern mit einem gereizt-aggressiven Syndrom zur Tatzeit ebenfalls bei den Persönlichkeitsmerkmalen signifikant gehäuft ähnliche Verhaltensauffälligkeiten vorkommen.

3.1.3.2.1 Merkmale zur Charakterisierung der Persönlichkeit. Nahezu die Hälfte aller Täter wies nach den *psychiatrischen Befunden* zum Zeitpunkt der gutachtlichen Untersuchung nach Tabelle 13 ein depressives Zustandsbild (45,2%) auf. Jeder vierte Alkoholtäter wurde als erregbar (28,8%) und jeder sechste als aggressiv (16,1%) beurteilt. Bei einer bemerkenswert großen Zahl der Alkoholtäter bestand eine hirnorganische Beeinträchtigung oder Wesensänderung (15,7%).

Nach der in Tabelle 14 dargestellten clusteranalytischen Untersuchung treten die psychopathologischen Befunde gehäuft gemeinsam auf. Nur das organische Psychosyndrom und das aggressive Verhalten erwiesen sich als unabhängig von den übrigen Auffälligkeiten. Setzt man allerdings bei der clusteranalytischen Abgrenzung ein höheres Signifikanzniveau von $p < 0,001$ an, dann kommt eine Untergliederung zum Vorschein, die ein *gehemmt-depressives Syndrom,* ein *dissoziales Syndrom* und eine *emotionale Labilität* erkennen lassen. Bei den Merkmalen der hier als emotionale Labilität bezeichneten Symptomgruppierung handelt es sich um Eigenschaften, die oft im Zusammenhang mit der Beschreibung einer abnormen Persönlichkeit gebraucht werden.

In guter Übereinstimmung mit dem hohen Anteil einer hirnorganischen Beeinträchtigung und Wesensänderung ergaben die körperlichen Untersuchungen nach Tabelle 15 relativ häufig pathologische *organische Befunde,*

Tabelle 13. Psychischer Befund bei der psychiatrischen Untersuchung und soziale Situation (n = 299)

Psychischer Befund und *soziale Situation*[a]	n	%
labil	234	78,3
frustrationsintolerant	208	69,6
selbstunsicher	186	62,2
kontaktgestört	151	50,5
gehemmt	139	46,5
depressiv	135	45,2
Mangel an Bindungsfähigkeit	115	38,5
erregbar	86	28,8
Verwahrlosung	80	26,8
geltungssüchtig	72	24,1
Arbeitslosigkeit	60	20,1
häufiger Wohnortwechsel	50	16,7
aggressiv	48	16,1
hirnorg. Beeinträchtigung	47	15,7

[a] Mehrfachnennung

Tabelle 14. Merkmalsgruppen von Persönlichkeitseigenschaften nach Clusteranalyse. (Signifikanzniveau: * p < 0,05; ** p < 0,01; *** p < 0,001)

Symptomenkomplex

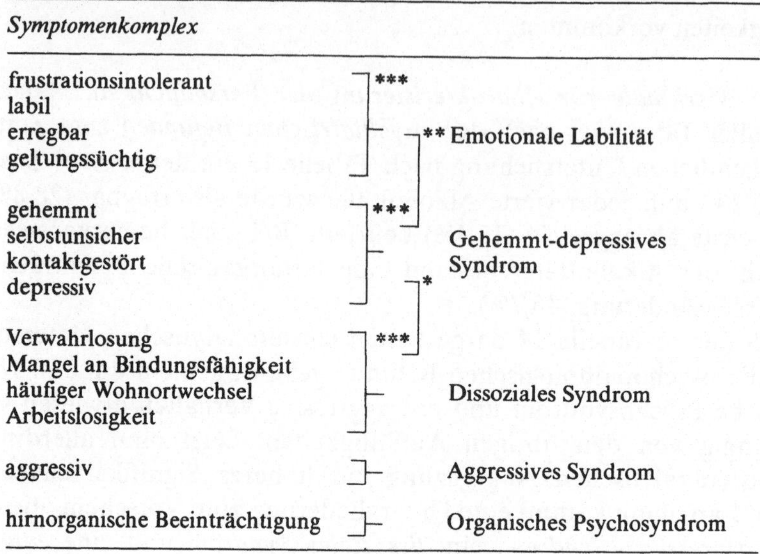

Tabelle 15. Organische Befunde bei den Alkoholtätern. Prozentuale Anteile auf Gesamtzahl (n = 299) und auf Untergruppen mit speziellen Untersuchungen bezogen

Organische Befunde	Fälle	Anteil in % bezogen auf	
		Gesamtzahl (n = 299)	Unter-gruppe
Neurologie[a] (n = 299)			
Polyneuropathie	15	5,0	5,0
Halbseitenbild	14	4,7	4,7
Koordinationsstörung	5	1,7	1,7
Auffällig insgesamt	28	9,4	9,4
Elektroenzephalographie[a] (n = 264)			
Allgemeinveränderungen	26	8,7	9,8
Herd	3	1,0	1,1
Paroxysmen	3	1,0	1,1
Auffällig insgesamt	28	9,4	10,6
Radiologie/Schädelübersicht[a] (n = 253)			
Asymmetrie	12	4,0	4,7
Verkalkung der A. carotis	5	1,7	2,0
Andere pathologische Befunde	2	0,7	0,8
Auffällig insgesamt	19	6,4	7,5
Radiologie/PEG bzw. CT (n = 27)			
Substanzminderung	13	4,3	48,1

[a] Mehrfachnennung

Tabelle 16. Intelligenzniveau der Alkoholtäter nach der testpsychologischen
Untersuchung (n = 299)

Intelligenzquotient	n	%	
über 110	39	13,0	
91–110	137	45,8	
80–90	48	16,1	
75–79	13	4,3	23,4
60–74	7	2,3	
40–59	2	0,7	
kein Test	53	17,7	
	299	100	

und zwar bei der neurologischen Untersuchung (9,4%), im Elektroenzepha-
logramm (9,4%), bei den Röntgenaufnahmen des Schädels (6,4%) und nach
dem Pneumenzephalogramm bzw. Computertomogramm (4,3%). Die zuletzt genannten Untersuchungen erfolgten nur bei dringendem Verdacht, so
daß die Trefferquote mit 48,1% außerordentlich hoch liegt.

Bei der verfeinerten Untersuchungstechnik der *testpsychologischen Untersuchung* erreichen die *hirnorganischen Beeinträchtigungen* sogar einen
Anteil von 22,4%. Der hohe Prozentsatz unterstreicht die Bedeutung der
testpsychologischen Untersuchungen bei den Alkoholtätern. Die organisch
bedingte Beeinträchtigung der Intelligenzfunktionen vieler Alkoholtäter
bringt es wahrscheinlich mit sich, daß der *Intelligenzquotient* etwas zum un-
terdurchschnittlichen Bereich tendiert (Tabelle 16).

Von den *Persönlichkeitsmerkmalen* kommen nach Tabelle 17 bei den
testpsychologischen Untersuchungen die Frustrationsintoleranz, Gehemmtheit und Depressivität in ähnlicher Häufigkeit wie bei den psychiatrischen
Befunden vor. Bei der Aggressivität zeigen sich erhebliche Unterschiede bei
den verschiedenen Testverfahren, was darauf schließen läßt, daß offenbar
Unterschiedliches gemessen wird. Nach den verwendeten testpsychologischen Verfahren lassen sich eher Hinweise auf Aggressivität finden als bei
der psychiatrischen Untersuchung. Im Vergleich zur Aggressivität kommt
die Aggressionshemmung nach den testpsychologischen Untersuchungen
wesentlich seltener vor. Bemerkenswert sind außerdem die Hinweise auf
Verdrängung in der Hälfte der untersuchten Fälle. Der hohe Anteil macht
deutlich, daß hinsichtlich der Amnesie nicht nur an den toxischen Einfluß
und an eine Schutzbehauptung zu denken ist, sondern auch an eine unbe-
wußte Verdrängung.

Das von den Alkoholtätern geschilderte *individuelle Wirkungsspektrum
des Alkohols* enthält nach Tabelle 18 überraschend häufig aggressive Reaktionen (22,7%) und Gedächtnisstörungen (20,4%), die etwa in der gleichen

Tabelle 17. Testpsychologische Befunde zusammengestellt nach Persönlichkeitseigenschaften mit „auffälligen" und „sehr auffälligen" Testwerten. Die Prozentangaben beziehen sich auf die Anzahl der mit dem jeweiligen Testverfahren untersuchten Fälle. [a] Anzahl der mit dem jeweiligen Testverfahren untersuchten Fälle; [b] FPI: SN $\geq$ 7; MMPI: T $\geq$ 60; GT: T $\leq$ 40/ $\geq$ 60; FHT: AOS $\geq$ +2/ $\leq$ –6,5; [c] FPI: SN $\geq$ 9; MMPI: T $\geq$ 70; GT: T $\leq$ 30/ $\geq$ 70; FHT: AOS $\geq$ +6,5/ $\leq$ –11

Testziel	n [a]	Testwert			
		auffällig [b]		sehr auffällig [c]	
		n	%	n	%
Frustrationsintoleranz					
MMPI/Psychopathie	124	93	75,0	47	37,9
FPI/Erregbarkeit	138	64	46,4	20	14,5
Depressivität					
GT/depressiv	101	63	62,4	27	26,7
FPI/Depressivität	138	83	60,4	53	38,4
MMPI/Depression	124	55	44,4	24	19,4
Aggressivität					
MMPI/Paranoia	124	69	55,6	32	25,8
MMPI/Manie	124	39	31,5	10	8,1
FHT/AOS $\geq$ +2	86	22	25,6	4	4,7
FPI/Aggressivität	138	35	25,4	3	2,2
GT/dominant	101	11	10,9	4	4,0
Verdrängung					
MMPI/Hysterie	124	62	50,0	25	20,2
Gehemmtheit					
FPI/Gehemmtheit	138	59	42,8	22	15,9
Aggressionshemmung					
GT/gefügig	101	14	13,9	2	2,0
FHT/AOS $\leq$ –6,5	86	9	10,5	1	1,2
Hirnorganische Leistungsminderung	248	67	27,0		

Häufigkeit vertreten sind wie die üblicherweise genannten Alkoholwirkungen Enthemmung (25,8%) und Euphorie (20,7%). Das ungewöhnliche Reagieren stellt in diesem Ausmaß sicher eine Besonderheit der Alkoholtäter dar, weist aber auch auf ein gleichförmiges individuelles Reaktionsmuster hin. Nach der Clusteranalyse lassen sich zwei Reaktionen unterscheiden (Tabelle 19): ein manisch-gereizt-aggressives Syndrom und ein depressives Syndrom. Als unabhängig von diesen beiden Syndromen erweist sich die Alkoholintoleranz.

Als *Diagnose* wurde nach der Zusammenstellung in Tabelle 20 bei der überwiegenden Mehrzahl der Alkoholtäter eine Persönlichkeitsstörung

Tabelle 18. Individuelles Wirkungsspektrum des Alkohols bei den Alkoholtätern (n = 299)

Alkoholwirkung[a]	n	%
enthemmt	77	25,8
aggressiv	68	22,7
euphorisch	62	20,7
gereizt	61	20,4
Amnesie	61	20,4
Toleranz vermindert	30	10,0
Rededrang	18	6,0
depressiv	10	3,3
keine Angaben	146	48,8

[a] Mehrfachnennung

Tabelle 19. Syndrome des individuellen Alkoholwirkungsspektrums nach
Clusteranalyse. (Signifikanzniveau p < 0,001)

Symptome	Syndrom
euphorisch Rededrang enthemmt gereizt aggressiv Amnesie	Manisch-gereizt-aggressives Syndrom
depressiv	Depressives Syndrom
verminderte Toleranz	

(71,2%) angenommen. Bei den diagnostischen Untergruppen handelte es sich
vorwiegend um eine hysterische Persönlichkeit ICD 301.5 in 23,1%, astheni-
sche Persönlichkeit ICD 301.6 in 12,7%, erregbare Persönlichkeit ICD 301.3
in 8,4%, antisoziale Persönlichkeit ICD 301.7 in 6,0%. Verhältnismäßig häufig
war die Diagnose des Alkoholismus mit 38,8% vertreten. Der gewohnheitsmäßige Alkoholmißbrauch ICD 303.1 kam mit 26,1% doppelt so häufig vor
wie der chronische Alkoholmißbrauch ICD 303.2 mit 12,7%. Ebenfalls bemerkenswert ist der hohe Anteil der psychischen Störungen bei körperlicher Krankheit ICD 309 mit 25,8%, die sich am häufigsten auf eine Hirn-
verletzung ICD 309.2 mit 13,4% und auf die Alkoholintoxikation ICD 309.1
mit 7,7% zurückführen lassen.

3.1.3.2.2 Persönlichkeitsmerkmale und Syndromgenese. Zur Abklärung der
entscheidenden Frage des Zusammenhangs zwischen Persönlichkeitsfaktoren und Syndromen zur Tatzeit wurde jedes im vorherigen Abschnitt genannte Persönlichkeitsmerkmal mit Hilfe des Chi-Quadrat-Tests auf signifi-

47

Tabelle 20. Vom Gutachter gestellte Diagnosen nach ICD bei Alkoholtätern (n = 299)

Diagnose[a]	ICD-Nr.	n	%
Persönlichkeitsstörung	301	213	71,2
Alkoholismus	303	116	38,8
Psychische Störung bei körperlicher Krankheit	309	77	25,8
Sexuelle Verhaltensabweichung	302	58	19,4
Kurzfristige psychische Auffälligkeit	307	47	15,7
Alkoholpsychose	291	41	13,7
Oligophrenie	310 ff.	32	10,7
Neurose	300	27	9,0
Medikamentenabhängigkeit	304	10	3,3
Schizophrenie	295	8	2,7
Epilepsie	316	8	2,7
Manie	296	4	1,3
Andere Psychosen	298	3	1,0
Psychose bei organischer Hirnstörung	293	2	0,7
Gesund	316.2	8	2,7
Mehrere Diagnosen		213	71,2
Ungünstige Prognose		105	35,1

[a] Mehrfachnennung

Tabelle 21. Persönlichkeitsmerkmale und *aggressives Syndrom*. Korrelation des Leitsymptoms „aggressiv/alle Ausprägungsgrade" mit Persönlichkeitsmerkmalen als Bezugsvariablen. (Signifikanzniveau: n. s. = nicht signifikant; * p < 0,05; ** p < 0,01; *** p < 0,001)

Psychiatrischer Befund
  aggressiv***
  erregbar***
  frustrationsintolerant***
  labil*
  geltungssüchtig*
  bindungslos*

Testpsychologischer Befund n. s.

Körperlicher Befund n. s.

Diagnose
  Erregbare Persönlichkeit (ICD 301.3)*
  Vorübergehende kurzfristige psychische Auffälligkeit (ICD 307)*

Individuelles Alkoholwirkungsspektrum
  aggressiv***
  gereizt***
  Amnesie**
  enthemmt*
  euphorisch*

Delinquenzmuster/Vorstrafen
  Körperverletzung***
  Sachbeschädigung*

kante Beziehungen zu den Leitsymptomen der Syndrome untersucht. Fanden sich ähnliche Merkmale bei Persönlichkeit und Syndromen, wurde dies als Hinweis auf eine enge Verflechtung gewertet. Umgekehrt galt beim Fehlen gleichartiger Auffälligkeiten der Einfluß von Persönlichkeitsfaktoren auf die Syndromgestaltung als fraglich.

Am hervorstechendsten ist der Zusammenhang mit Persönlichkeitsmerkmalen nach Tabelle 21 beim *aggressiven Syndrom* zu erkennen, mit einer Häufung der entsprechenden Merkmale bei den psychopathologischen Befunden, dem Delinquenzmuster, der individuellen Alkoholwirkung und der psychiatrischen Diagnose. Überraschenderweise kommen diese Hinweise aber nur bei den Merkmalen heraus, die durch die psychiatrische Exploration gewonnen wurden. Im Vergleich dazu ergeben sich keine signifikanten Zusammenhänge mit der testpsychologisch ermittelten Aggressivität und Aggressionshemmung.

Über die Gründe der mangelnden Übereinstimmung zwischen psychiatrischen und testpsychologischen Ergebnissen lassen sich nur Vermutungen anstellen. Da auch das Delinquenzmuster mit einer Häufung von Aggressionsdelikten in die gleiche Richtung weist wie die psychiatrischen Untersuchungsergebnisse, vermitteln diese vermutlich ein zutreffenderes Bild als die testpsychologischen Ergebnisse. Möglicherweise ist die Technik der Exploration den hier genannten testpsychologischen Verfahren in der besonderen Situation der Begutachtung überlegen, Erregbarkeit und aggressives Verhalten aufzudecken. Es lassen sich aber auch methodische Gründe heranziehen, um die Diskrepanz zu erklären. Entsprechend den Auswertungsrichtlinien der testpsychologischen Verfahren wurde eine Abstufung in unauffällige, auffällige und extrem auffällige Werte auf der Basis der statistisch definierten Standardabweichung vorgenommen, wobei die innerhalb eines Grenzbereiches liegenden Daten den betreffenden Bewertungskategorien zugeordnet wurden. Dies kann zur Einengung des Informationswertes geführt haben. Vielleicht hätte sich ein anderes Bild bei Verwendung der Rohdaten ergeben.

Beim *depressiven Syndrom* kommt der Einfluß von Persönlichkeitsfaktoren auf die Syndromgenese nur andeutungsweise zum Ausdruck. Wiederum zeigt sich diese Beziehung aber nur bei den psychiatrischen Befunden als signifikante Korrelation mit den Merkmalen depressiv und selbstunsicher, während die testpsychologischen Ergebnisse keine signifikanten Zusammenhänge aufweisen. Die übrigen Syndrome lassen keine eindeutige Beziehung erkennen. Lediglich bei den Sexualdelinquenten läßt sich ein indirekter Zusammenhang vermuten, da diese in ihren sozialen Beziehungen signifikant gehäuft durch Gehemmtheit, Selbstunsicherheit, Kontaktgestörtheit, Labilität und Bindungslosigkeit beeinträchtigt sind. Die sich hier abzeichnende Kommunikationsstörung kann indirekt zur Syndromgenese beigetragen haben.

3.1.3.3 Einfluß der Alkoholmenge auf die Syndromgestaltung

Erfahrungsgemäß ändert sich die Symptomatik des Alkoholrausches mit der aufgenommenen Trinkmenge. Während zu Beginn des Trinkens ganz der euphorisierende und stimulierende Effekt im Vordergrund steht, tritt mit zunehmender Trinkmenge die psychomotorische Dämpfung in Erscheinung. Das anfänglich manische Syndrom geht in Störungen von Bewußtsein und Motorik über. Der Syndromwechsel im Verlauf der Intoxikation spricht für eine erhebliche Bedeutung der Blutalkoholkonzentration (BAK) für die Syndromgenese, die daher einer gesonderten Betrachtung bedarf. Vor allem interessieren Unterschiede in der BAK bei den verschiedenen Syndromen, weil sich dadurch möglicherweise neue Aufschlüsse über die Syndromgenese gewinnen lassen. Treten beispielsweise bei einer sehr hohen BAK ausgeprägte affektive Störungen auf, so könnte dies ein Hinweis auf die Entstehung im Sinne einer Intoxikationspsychose sein, die am ehesten bei einer hohen BAK vorkommt. Eine niedrige bis durchschnittliche BAK spricht dagegen eher für den Einfluß anderer Faktoren als dem Alkohol. Letzteres trifft aber wohl nicht für das manische Syndrom zu, da es sich hier um das typische Wirkungsspektrum des Alkohols handelt, das bereits nach dem Konsum geringer Mengen einsetzt.

Nur in der Hälfte der Fälle standen Informationen zur BAK (54,5%) zur Verfügung, und zwar vorwiegend durch die Blutentnahme (46,8%), seltener aufgrund einer vom Rechtsmediziner vorgenommenen Berechnung nach der Trinkmenge (7,7%). Da die Blutentnahme bei jedem dritten Alkoholtäter erst in einem Zeitraum von mehr als 2 h nach der Tat erfolgte, mußte eine Rückrechnung der BAK auf die Tatzeit durchgeführt werden. Die Grundlage für die Berechnung bildete ein Abbauwert von 0,15 Promille pro Stunde. Nach der Zusammenstellung in Tabelle 22 liegt der Schwerpunkt der BAK zur Tatzeit zwischen 1,0–2,4 Promille. Eine BAK unter 1 Promille macht nur einen Anteil von 9,2% aus. Eine extrem hohe BAK über 3 Pro-

Tabelle 22. Blutalkoholkonzentration (BAK) zur Tatzeit bei Alkoholtätern (n = 163) aufgrund der Berechnung nach der Blutuntersuchung (n = 140) und nach der Trinkmenge (n = 23)

BAK zur Tatzeit in ‰	n	%
≦ 0,4	6	3,7
0,5–0,9	9	5,5
1,0–1,4	38	23,3
1,5–1,9	39	23,9
2,0–2,4	52	31,9
2,5–2,9	17	10,4
≧ 3,0	2	1,2
	163	100

mille kommt nur in 1,2% vor. Der *Durchschnittswert von 1,8 Promille* zur Tatzeit weist auf eine vorrangige Bedeutung des Alkohols in der Syndromgenese hin.

Zur Abklärung der Beziehungen zwischen BAK und psychopathologischem Zustandsbild wurde versucht, diejenigen Merkmale herauszufinden, die gehäuft bei einer unter- bzw. überdurchschnittlichen BAK auftreten. Als Bezugsbasis wurde die durchschnittliche BAK zur Tatzeit genommen, die mit 1,8 Promille bereits verhältnismäßig hoch liegt. Ein enger Zusammenhang zwischen einer hohen BAK und der psychopathologischen Symptomatik fand sich nur bei dem Merkmal Ataxie auf dem Signifikanzniveau von $p < 0,001$ und bei den Merkmalen Auffassungsstörung, Sprachstörung, Bewußtseinsstörung und totale Amnesie auf dem Signifikanzniveau $p < 0,05$. Demnach korrelieren nur die Störungen von Bewußtsein und Motorik sowie die totale Amnesie signifikant gehäuft mit einer hochgradigen Alkoholisierung. Bei den übrigen Syndromen liegt die BAK im Durchschnittsbereich. Eine ausschließliche Verursachung der Symptomatik durch den Alkohol im Sinne einer Intoxikationspsychose dürfte daher wohl kaum in Betracht kommen. Das Ergebnis steht im Einklang mit dem sich bereits jetzt abzeichnenden Bild der multifaktoriellen Syndromgenese, die dem Alkohol nur die Rolle eines Teilfaktors zuweist.

Die Höhe der BAK gibt zwar einen groben Hinweis auf das Ausmaß und den Verlauf der Intoxikation, sagt aber nichts über Schwankungen des Intoxikationsverlaufes aus, die beispielsweise durch Änderungen im Trinkverhalten wie plötzliches rasches Trinken hervorgerufen werden. Theoretisch kann für den Verlauf der Intoxikation auch die *Getränkeart* von Bedeutung sein, da sie im Falle konzentrierter Getränke aufgrund einer erhöhten Anflutungsgeschwindigkeit zu einer rascher einsetzenden Intoxikation des Gehirns führen kann. Daraus folgt, daß die Untersuchung der Korrelation von BAK und Syndrom allein nicht ausreicht, um die Bedeutung der Intoxikation auf die Syndromgenese abzuklären. Zur weiteren Eingrenzung soll daher eine Korrelation mit der Getränkeart vorgenommen werden, wobei es um die Frage geht, ob das Auftreten bestimmter Syndrome gehäuft mit dem Konsum konzentrierter Getränke einhergeht. Ein solcher Zusammenhang könnte auf die Verursachung im Sinne einer Intoxikationspsychose hinweisen.

Entsprechend den Trinkgewohnheiten in Bayern dominiert bei den Getränkearten unter Berücksichtigung der Mehrfachnennung das Bier mit 76,3%. Auffallend hoch liegt der Anteil der konzentrierten Getränke mit 51,8%, wobei offen bleibt, ob es sich hierbei um abweichende Trinkgewohnheiten der Alkoholtäter handelt, oder ob sich die Getränkeart deliktfördernd ausgewirkt hat. Außerdem muß an eine Schutzbehauptung gedacht werden, um die Bedeutung des Alkohols im Tatzusammenhang herauszustellen.

Eine syndromspezifische Reaktion der Alkoholtäter auf die Getränkeart läßt sich nicht begründen. Konzentrierte Getränke und Wein bzw. Sekt scheinen sich im Vergleich zum Bier eher aktivierend auszuwirken. Ob dieser Unterschied auf die dämpfende Wirkung des im Bier enthaltenden Hopfens zurückzuführen ist, läßt sich nicht weiter abklären. Bei den konzentrierten Getränken ist außerdem das gehäufte Auftreten von Amnesien bemerkenswert. Abgesehen von diesen Besonderheiten ergeben sich aber insgesamt aus den Beziehungen zwischen Getränkeart und psychopathologischer Symptomatik keine wesentlichen Aufschlüsse über die Syndromgenese.

3.1.4 Komplizierter und pathologischer Rausch

Zunächst interessierte bei der Sichtung der Ergebnisse die Frage, ob die Kritik an der gegenwärtigen Einteilung der Rauschformen eine Berechtigung besitzt, und ob sich die gegenwärtige Klassifikation bei der Begutachtung nicht doch besser bewährt, als es die unterschiedlichen Definitionen in der Literatur vermuten lassen.

Die Diagnose des *komplizierten oder quantitativ abnormen Rausches* war 39mal vertreten, was einem Anteil von 13% entspricht. Wichtiger als die Häufigkeit ist aber die Frage, was sich unter der Bezeichnung verbirgt. Deshalb wurde nach den gehäuft im Zusammenhang mit der Diagnose vorkommenden Symptomen gesucht. Die im deutschen Sprachraum meist zitierte Beschreibung von Binder [12] ließ einen Erregungszustand oder ein gereizt-aggressives Syndrom vermuten. Nach seiner Darstellung kommt es beim komplizierten Rausch zu einer „starken vitalen Exzitation", einer „gereizten Grundstimmung" und zu „tobsüchtigen, motorischen Entladungen" mit „persönlichkeitsfremden Handlungen". Zur Abklärung der Kriterien wurden die Symptome zur Tatzeit auf statistisch signifikante Beziehungen zur Diagnose des komplizierten Rausches untersucht. Wider Erwarten fanden sich weder Hinweise auf einen Erregungszustand noch auf Aggressivität. Auch unter Berücksichtigung der verschiedenen Intensitätsgrade des Merkmals „aggressiv" war kein signifikanter Zusammenhang festzustellen. Statt dessen zeigten sich signifikante Beziehungen zu den Symptomen Antriebsminderung, totale Amnesie, Auffassungsstörung, Bewußtseinsstörung und Sprachstörung, die auf das Syndrom der Störungen von Bewußtsein und Motorik hindeuten.

Das im Widerspruch zu der Darstellung von Binder stehende Ergebnis erforderte eine weitere Absicherung und Abklärung. Zur Eingrenzung der für die Diagnose bedeutsamen Kriterien wurden die gleichen Merkmale herangezogen wie bei der Untersuchung der Syndromgenese (vgl. Abschn. 3.1.3). Ebenso stand auch hier die Frage signifikanter Beziehungen der Syndromdiagnose mit Kennzeichen des Verlaufs und der Persönlichkeit im Mittelpunkt. Bei der Auslegung des komplizierten Rausches als Erregungszustand waren nach den bisherigen Ergebnissen zur Syndromgenese affektive Störungen im Vorfeld der Tat und danach zu erwarten. Ähnliche Hinweise mußten sich auch bei der Einbeziehung der Persönlichkeitsmerkmale finden lassen. Die statistische Auswertung erbrachte statt dessen signifikante Korrelationen mit Bewußtseins-, Sprach- und Denkstörungen bei der Blutentnahme, mit den psychiatrischen und testpsychologischen Befunden einer hirnorganischen Leistungsminderung, mit neurologischen Ausfallserscheinungen und mit einer verminderten Alkoholtoleranz. Zusammengefaßt ergibt sich ein organisch geprägtes Bild mit Störungen von Bewußtsein und Motorik, das sich nicht mit der von Binder beschriebenen Rauschform des komplizierten oder quantitativ abnormen Rausches deckt. Während Binder die vitale Erregung hervorhob, dominieren nach der Auslegung durch die Gutachter die Störungen von Bewußtsein und Motorik.

Die Bewußtseinsstörungen und die Begünstigung ihrer Entstehung durch organische Faktoren lassen darauf schließen, daß von den Gutachtern das quantitativ Abnorme nicht auf die Erregung, sondern auf die Bewußtseinsstörung bezogen wurde. Bei dieser Auslegung müßte es sich um Trunkenheitszeichen handeln, die im Widerspruch zu dem vorangegangenen geringen Alkoholkonsum stehen. Zur Überprüfung dieser Schlußfolgerung wurde die Blutalkoholkonzentration (BAK) in die Untersuchung einbezogen. Von den statistisch ermittelten Merkmalen des komplizierten Rausches korrelieren alle außer der Antriebsminderung signifikant gehäuft mit einer überdurchschnittlichen BAK. Demnach handelt es sich um Merkmale einer schweren Trunkenheit. Im Gegensatz dazu kommt die Diagnose des komplizierten Rausches aber gehäuft mit einer durchschnittlichen BAK vor. Daraus läßt sich folgern, daß die Diagnose des komplizierten Rausches dann angenommen wurde, wenn bei durchschnittlicher BAK Trunkenheitszeichen auftreten, die eigentlich einer höheren BAK entsprechen. Die Gutachter gingen insofern durchaus von einer quantitativen Abweichung aus, bezogen diese aber nicht auf die Erregung, sondern auf Störungen von Bewußtsein und Motorik. Deutlich erkennbar verbergen sich unter dem gleichen Begriff unterschiedliche Inhalte.

Eine dem Wortsinn entsprechende Interpretation des quantitativ Abnormen, wie sie den beiden Auslegungen zu entnehmen ist, besitzt durchaus eine Berechtigung, sofern sie zur Beschreibung eines Ausprägungsgrades dient. Unzweckmäßig erscheint aber die Verwendung des Begriffes als Syndrom. Die unterschiedlichen Inhalte erschweren die gegenseitige Verständigung und begünstigen Mißverständnisse.

Während der komplizierte Rausch in quantitativer Hinsicht von dem normalen Rausch abweicht, steht beim *pathologischen Rausch* das qualitativ andersartige Zustandsbild im Vordergrund. Binder [12] versteht darunter den Dämmerzustand und die delirante Symptomatik. In dem Gutachtenmaterial wurde die Diagnose des pathologischen Rausches nur bei 4 Fällen gestellt (1,3%).

Nach der geringen Fallzahl gehört der qualitativ abnorme Rausch oder der pathologische Rausch zu den sehr seltenen psychopathologischen Störungen der Alkoholintoxikation. Der Seltenheitsgrad eines Krankheitsbildes spricht aber nicht gegen die Verwendung in einer diagnostischen Einteilung, wenn es sich um ein gut abgrenzbares Syndrom handelt. Vor allem interessiert demnach auch hier die Frage nach den Auslegungen des Begriffs in der Praxis. Angesichts der geringen Fallzahl kommt aber nur eine Auswertung des einzelnen Falles in Betracht. Um sich einen besseren Überblick zu verschaffen, wurden die klinischen Fälle einbezogen. Die Ergebnisse dieser forensisch bedeutsamen Problematik sind im Abschn. 3.4 dargestellt.

3.2 Psychopathologische Zustandsbilder bei alkoholisierten Verkehrsteilnehmern

Die bei den Alkoholtätern vorgenommene syndromale Einteilung der Rauschformen nach psychopathologischen Gesichtspunkten gewinnt an Bedeutung, wenn sich bei verschiedenen Untersuchungsgruppen ähnliche Syndrome ergeben. In dieser *prospektiven* Teilstudie wird von alkoholisierten Verkehrsteilnehmern ausgegangen, die von der Polizei zur Blutentnahme in das Institut für Rechtsmedizin München gebracht wurden. Die Untersuchung erstreckte sich auf das psychopathologische Zustandsbild und die neurologischen Trunkenheitszeichen. Außerdem wurde die Blutalkoholkonzentration in die Untersuchung einbezogen.

Die Dokumentation der psychopathologischen und neurologischen Befunde erfolgte auf dem routinemäßig bei der Blutentnahme verwandten Protokollbogen (Teil B des Protokolls und Antrags zur Feststellung des Alkohols im Blut) und auf Befundbögen des AMP-Systems [3]. Beide ergänzen sich gut, weil das Blutentnahmeprotokoll differenziertere Befundkategorien zur Erfassung des neurologischen Befunds insbesondere der feinmotorischen Störungen enthält und der AMP-Beleg wesentlich mehr psychopathologische Merkmale.

3.2.1 Psychopathologische und neurologische Symptome

Nach den *ärztlichen Protokollen* der Blutentnahme dominieren nach Tabelle 23 eindeutig die typischen neurologischen Trunkenheitszeichen, wie Gangunsicherheit (36,7%) und Unsicherheit bei der Kehrtwendung (26,0%). Wesentlich seltener fielen eine Sprachstörung (9,3%) und eine Unsicherheit

54

Tabelle 23. Psychischer und neurologischer Befund nach dem Protokoll und Antrag zur Feststellung des Alkohols im Blut (n = 150)

Symptome[a]	n	%
Gang unsicher	55	36,7
Kehrtwendung unsicher	39	26,0
redselig	36	24,0
gereizt	20	13,3
Bewußtsein benommen	17	11,3
perseverierend	16	10,7
abweisend	14	9,3
Sprachstörung	14	9,3
Finger-Nase-Versuch unsicher	11	7,3
distanzlos	8	5,3
Stimmung depressiv	8	5,3
Stimmung stumpf	7	4,7
Denkablauf sprunghaft	7	4,7
herausfordernd	6	4,0
aggressiv	3	2,0

[a] Mehrfachnennung

bei dem Finger-Nase-Versuch (7,3%) auf. Nach dieser Aufstellung scheint den psychopathologischen Phänomenen nur eine geringe Bedeutung zuzukommen. Der Eindruck erweist sich jedoch als falsch, wenn man zum Vergleich die bei den gleichen Probanden nach dem AMP-System erhobenen psychopathologischen Befunde heranzieht. Wie Tabelle 24 zeigt, kommen einige der psychischen Ausfallserscheinungen in ähnlicher Häufigkeit wie die neurologischen Störungen vor. Psychopathologische Trunkenheitsmerkmale werden demnach mit dem Blutentnahmeprotokoll nur unzureichend erfaßt.

Die Zusammenstellung der *Befunde nach dem AMP-System* läßt nach Tabelle 24 eine Beeinträchtigung des gesamten psychischen Bereichs erkennen, und zwar ohne eindeutige Präferenz von Denken, Affekt und Motorik. Am häufigsten bestanden bei den alkoholisierten Verkehrsteilnehmern eine Verlangsamung des Denkens (50,0%), Auffassungsstörungen (42,7%), eine Beeinträchtigung der Koordination (42,0%), eine mißmutige, gereizte Stimmungslage (38,7%), eine Einengung des Denkens (30,7%) und Konzentrationsstörungen (30,0%).

Sehr deutlich kommt die Variationsbreite der psychischen Auffälligkeiten bei den affektiven Störungen zum Ausdruck. Wie bei den Alkoholtätern zeigt sich auch bei den alkoholisierten Verkehrsteilnehmern das gesamte Spektrum affektiver Färbungen. Eindeutig herrscht bei den meisten Untersuchten die mürrische, mißmutige und gereizte Stimmung vor (38,7%), was angesichts der Begleitumstände der Untersuchung nicht verwundert. Dementsprechend und noch verstehbar wirken zahlreiche Probanden gespannt

Tabelle 24. Psychischer und neurologischer Befund nach AMP bei alkoholisierten Verkehrsteilnehmern (n = 150)

Symptome[a]	n	%
Denken verlangsamt	75	50,0
Auffassungsstörung	64	42,7
Ataxie	63	42,0
mürrisch gereizt/dysphorisch	58	38,7
Denken eingeengt	46	30,7
Konzentrationsstörung	45	30,0
logorrhoisch	36	24,0
gespannt	35	23,3
antriebsgesteigert	33	22,0
antriebsarm	27	18,0
Kontakt vermindert	24	16,0
affektlabil	20	13,3
Ablehnung der Untersuchung	20	13,3
mißtrauisch/feindselig	18	12,0
Bewußtseinstrübung	17	11,3
perseverierend	16	10,7
gehoben/euphorisch	15	10,0
motorisch unruhig	15	10,0
Denken umständlich	14	9,3
deprimiert	12	8,0
Kontakt vermehrt	12	8,0
Aggressionstendenzen	8	5,3
affektstarr	8	5,3
klagsam/jammrig	7	4,7
gesteigertes Selbstwertgefühl	6	4,0
ratlos	5	3,3
Schuldgefühl	5	3,3
hoffnungslos/verzweifelt	5	3,3
ängstlich	4	2,7
innerlich unruhig	3	2,0
Insuffizienzgefühl	3	2,0
affektinkontinent	3	2,0
antriebsgehemmt	3	2,0
Aggressionshandlung	3	2,0
Merkfähigkeitsstörung	3	2,0
Mangel an Krankheitsgefühl	3	2,0
Mangel an Krankheitseinsicht	2	1,3
Gedächtnisstörungen	2	1,3
inkohärent/zerfahren	2	1,3
negativistisch	2	1,3
beschleunigtes Denken	1	0,7
Suizidtendenzen	1	0,7
Tremor	1	0,7

[a] Mehrfachnennung

(23,3%), mißtrauisch/feindselig (12,0%), deprimiert (8,0%) und ängstlich (2,7%). Situationsinadäquat erscheint die gehobene, euphorische Stimmung (10,0%), die in dieser Häufigkeit nicht erwartet wurde. Als Erklärung bietet sich die Annahme einer alkoholbedingten manischen Wirkung an, die eine gereizte oder depressive Reaktion auf die Festnahme verhindert hat. Als typische Alkoholwirkung muß wohl auch der hohe Anteil der Affektlabilität (13,3%) angesehen werden. Ob dies auch für die relativ häufigen Aggressionstendenzen (5,3%) und die seltenen Aggressionshandlungen (2,0%) gilt, läßt sich ohne Kenntnis der Vorgeschichte nicht abklären.

Im Vergleich zu den Störungen von Denken, Affekt und Motorik treten Veränderungen des Bewußtseins wesentlich seltener in Erscheinung. Nur 11,3% der alkoholisierten Verkehrsteilnehmer wiesen eine Bewußtseinstrübung auf. Die geringe Zahl kann auf die verhältnismäßig kurze Untersuchungsdauer zurückzuführen sein, die es einigen Probanden durch kurzfristige erhöhte Aufmerksamkeit und Konzentration ermöglicht, den Eindruck der Wachheit zu erwecken. Auf diese Weise können alkoholbedingte Vigilanzschwankungen der Beobachtung entgehen.

Einige Symptome sind vermutlich nicht ihrer tatsächlichen Bedeutung entsprechend vertreten, da die besonderen Untersuchungsbedingungen keine systematische Exploration zuließen. Dies betrifft vor allem die Merkmale innere Unruhe, Insuffizienzgefühl, gesteigertes Selbstwertgefühl, Schuldgefühl, Mangel an Krankheitsgefühl, Mangel an Krankheitseinsicht, Suizidtendenzen, Merkfähigkeitsstörungen und Gedächtnisstörungen, die eine eingehende Befragung erfordern. Die Erfassung der Gedächtnisstörungen setzt außerdem eine Nachexploration nach Abklingen der Alkoholintoxikation voraus, was sich im Rahmen dieser Untersuchung nicht durchführen ließ.

Die *Blutalkoholkonzentration* (BAK) liegt nach Tabelle 25 bei den meisten alkoholisierten Verkehrsteilnehmern, ähnlich wie bei den Alkoholtä-

Tabelle 25. Blutalkoholkonzentration (BAK) bei alkoholisierten Verkehrsteilnehmern (n = 150)

BAK in ‰	n	%
≦ 0,4	1	0,7
0,5–0,9	22	14,7
1,0–1,4	30	20,0
1,5–1,9	49	32,7
2,0–2,4	31	20,7
2,5–2,9	15	10,0
3,0–3,4	1	0,7
≧ 3,5	1	0,7
	150	100

tern, im Bereich von 1,5 bis 1,9 Promille. Der Durchschnittswert beträgt 1,7±0,6 Promille.

3.2.2 Psychopathologische Syndrome nach Clusteranalyse

Die vielfältigen Befunde nach dem AMP-System ergeben mit Hilfe der Clusteranalyse Symptomenkomplexe, die sich nach der Zusammenstellung in Tabelle 26 ohne Schwierigkeiten klinischen Syndromen zuordnen lassen. Eine Ausnahme bilden die Merkmale innerlich unruhig, Mangel an Krankheitsgefühl und beschleunigtes Denken. Bei den ersten beiden Items handelt es sich wahrscheinlich um unzureichend erfaßte Symptome, deren Erfassung mehr dem Zufall überlassen war, so daß sich deshalb vermutlich keine Zuordnung ergibt. Das zuletzt genannte Merkmal des beschleunigten Denkens gehört eigentlich zum manischen Syndrom. Wenn es hier nicht erscheint, hängt dies wahrscheinlich mit der Überlagerung der Symptomatik durch die toxische Wirkung des Alkohols zusammen, die zu einer Verlangsamung des Denkens führt. Es verwundert daher nicht, daß beschleunigtes Denken nur in 1 Fall festgestellt wurde, während die gehobene bzw. euphorische Stimmung in 15 Fällen vorhanden war.

Das depressive Syndrom kam bei den alkoholisierten Verkehrsteilnehmern gehäuft zusammen mit den Störungen von Bewußtsein und Motorik vor, die Merkmale „klagsam" und „affektinkontinent" sprechen für ein agitiert-depressives Syndrom. Daneben kommt offenbar auch ein gehemmt-depressives Syndrom vor, angedeutet durch das Cluster der Merkmale Schuldgefühl, ratlos und antriebsgehemmt. Als unabhängig von den anderen Merkmalen erwies sich die Ängstlichkeit. Somit ergibt sich auch hier, wie schon bei der Datenauswertung des Gutachtenmaterials, der Hinweis auf ein Angst-Syndrom. Isoliert kommen auch die Gedächtnisstörungen vor. Sie lassen gerade im Zusammenhang mit der Alkoholintoxikation an ein amnestisches Syndrom denken. Da aber diese Merkmale unter den gegebenen Untersuchungsbedingungen nur unzureichend erfaßt wurden, besteht bei der Auslegung als amnestisches Syndrom eine erhebliche Unsicherheit.

Die Ergebnisse der Clusteranalyse lassen auf insgesamt *sechs Syndrome* schließen:
- Störungen von Bewußtsein und Motorik
- Amnestisches Syndrom
- Gereizt-aggressives Syndrom
- Depressives Syndrom
  agitierte Form
  gehemmte Form
- Manisches Syndrom
- Angstsyndrom.

Tabelle 26. Syndrome nach Clusteranalyse bei alkoholisierten Verkehrsteilnehmern. (Signifikanzniveau: p < 0,05)

Symptomverband	*Syndrom*
Bewußtseinstrübung Denken umständlich Denken verlangsamt Denken eingeengt Konzentrationsstörungen Auffassungsstörungen perseverierend affektstarr antriebsarm Ataxie Kontakt vermindert	Störungen von Bewußtsein und Motorik
deprimiert/traurig hoffnungslos/verzweifelt klagsam/jammrig Insuffizienzgefühl affektinkontinent Suizidtendenzen	Depressives Syndrom mit Störung von Bewußtsein und Motorik Depressives Syndrom .
Schuldgefühl ratlos antriebsgehemmt	Gehemmt-depressives Syndrom
mürrisch gereizt/dysphorisch gespannt mißtrauisch/feindselig Ablehnung der Untersuchung Aggressionstendenzen Aggressionshandlungen affektlabil gesteigertes Selbstwertgefühl inkohärent/zerfahren	Gereizt-aggressives Syndrom
gehoben/euphorisch logorrhoisch antriebsgesteigert motorisch unruhig Kontakt vermehrt Mangel an Krankheitseinsicht	Manisches Syndrom
Merkfähigkeitsstörungen Gedächtnisstörungen	Amnestisches Syndrom
ängstlich	Angstsyndrom
innerlich unruhig Mangel an Krankheitsgefühl	nicht zuzuordnen
Denken beschleunigt	nicht zuzuordnen

Die Vielzahl psychopathologischer Syndrome bei derselben Art der Intoxikation wirft die Frage nach dem Stellenwert der *Blutalkoholkonzentration*
(BAK) in der Syndromgenese auf. Zur Abklärung diente die durchschnittliche BAK von 1,7 Promille als Berechnungsgrundlage. Erwartungsgemäß
erbrachten die Korrelationen eine hohe BAK bei Symptomen, die dem
Syndrom der Störungen von Bewußtsein und Motorik angehören. Im Vergleich dazu standen vom manischen und gereizt-aggressiven Syndrom nur
wenige Merkmale wie Gereiztheit, Affektlabilität und Antriebssteigerung in
einer signifikanten Beziehung zur hohen BAK. Bei keinem der Symptome
ließen sich signifikant gehäuft unter dem Durchschnittswert liegende Blutalkoholwerte feststellen. Eine hohe BAK beeinflußt demnach vorwiegend
das Bewußtsein und die Motorik, im geringeren Ausmaß aber auch die Affekte mit Schwerpunkten im manischen und gereizt-aggressiven Bereich.

3.3 Psychopathologische Zustandsbilder bei stationär
aufgenommenen Patienten mit einer akuten Alkoholintoxikation

Die Untersuchung dieser Patientengruppe zielte ebenfalls vorrangig auf die
Erfassung der *psychopathologischen* Syndrome der akuten Alkoholintoxikation ab. Daneben sollte über die *Syndromgenese* Aufschluß gewonnen werden, und zwar durch eine *Analyse des Syndromverlaufes.* Die stationär aufgenommenen Patienten boten dazu von den drei Untersuchungsgruppen
die besten Voraussetzungen, da sie über einen längeren Zeitraum ärztlich
beobachtet und betreut wurden. Mit Hilfe der Längsschnittuntersuchung
sollte sich herausstellen, inwieweit das psychopathologische Zustandsbild
im zeitlichen Zusammenhang mit der Alkoholintoxikation verlief. Eine
enge Korrelation sprach für einen ursächlichen Zusammenhang, eine über
den Zeitraum der Alkoholintoxikation hinausgehende Symptomatik dagegen.
   Einen weiteren Schwerpunkt bildete die Abklärung der Bedeutung des
Alkoholismus bzw. der chronischen Alkoholintoxikation für die Syndromgenese, wobei es um die Frage ging, ob die akute Alkoholintoxikation auf
dem Boden eines chronischen Alkoholismus bevorzugt zu bestimmten psychopathologischen Zustandsbildern führt. Zur Abklärung wurden drei
Patientengruppen mit „akuter Alkoholintoxikation“, „akuter und chronischer Alkoholintoxikation“ und „chronischer Alkoholintoxikation“ gebildet
und miteinander verglichen. Als weitere für die Syndromgenese in Betracht
kommende Faktoren wurden die Trinkmotive und die psychische Verfassung vor dem Trinken in die Untersuchung zur Pathogenese einbezogen.

3.3.1 Psychopathologische Syndrome

Während bei den Alkoholtätern das aggressive Syndrom und bei den alkoholisierten Verkehrsteilnehmern die Störungen des Bewußtseins und der Motorik vorherrschten, steht bei den 323 Patienten das *depressive Syndrom* (35,9%) im Vordergrund. Unter Einbeziehung des *suizidalen Syndroms* (15,2%) macht die depressive Symptomatik einen Anteil von 51,1% aus. Die unterschiedliche Dominanz der Syndrome läßt sich auf den Selektionsfaktor zurückführen. Während das aggressive Verhalten eher mit dem Gesetz in Konflikt bringt, führt der Weg bei dem depressiven Syndrom eher in die psychiatrische Klinik. Störungen von Bewußtsein und Motorik begünstigen hingegen verkehrsauffälliges Verhalten.

Ein *aggressiv-erregtes* Syndrom boten 30 Patienten bzw. 9,3%. Bei 5 von diesen wurde ein hysterischer Erregungszustand diagnostiziert, der bei 3 Männern mit einem „arc de cercle" einherging. Auch hier wird deutlich, daß die psychopathologischen Auffälligkeiten der Alkoholintoxikation von verschiedenartigen Bedingungen ausgehen, die sich in ihrer Bedeutung für die Syndromgenese kaum voneinander trennen lassen. So weist der „arc de cercle" zwar auf eine hysterische Genese hin, es wäre aber durchaus möglich, daß der Alkoholeinfluß die Entstehung des hysterischen Ausnahmezustands begünstigt hat. Dafür spricht, daß der „arc de cercle" unter den alkoholisierten Patienten gleich 3mal beobachtet wurde, obgleich dieser insbesondere bei Männern eher selten vorkommt. Während ein Faktor allein möglicherweise wirkungslos geblieben wäre, könnte das Zusammentreffen mehrerer Faktoren für die Auslösung ausschlaggebend gewesen sein. Das *manische Syndrom* gilt zwar als die typische Alkoholwirkung, erreicht aber nur selten klinische Relevanz. Dies erklärt den relativ geringen Anteil von 7,1%. Das *dysphorische Syndrom* (5,3%) führt ebenfalls selten zur Klinikaufnahme. Eine Ausnahme unter den psychopathologischen Zustandsbildern bei der Alkoholintoxikation stellt das *Angstsyndrom* (0,6%) dar.

Bei den unter der Bezeichnung *andere Syndrome* (26,6%) zusammengefaßten Merkmalen dominieren die Bewußtseinstrübung (7,7%), die neurologischen Störungen (6,2%) und das paranoid-halluzinatorische Syndrom (3,7%). Nur selten standen bei den stationär behandelten Patienten Denk- und Gedächtnisstörungen (1,9%), Orientierungsstörungen (1,6%) und ein delirantes Syndrom (0,9%) im Vordergrund. Nur in wenigen Fällen ließ sich aus den vorhandenen Informationen keine Syndromdiagnose (4,6%) ableiten.

Beim gleichzeitigen Vorhandensein verschiedenartiger psychopathologischer Zustandsbilder fiel es schwer, die vorherrschende Symptomatik eindeutig zu bestimmen, so daß Untergruppen zur Erfassung der Varianten gebildet wurden. Die Zusammenstellung in Tabelle 27 zeigt eine Vielzahl *affektiver Mischzustände* mit einer z.T. gegensätzlichen Symptomatik, wie

Tabelle 27. Untergruppen des depressiven, suizidalen und manischen Syndroms

Syndrom-Untergruppen	n	Anteil in % bezogen auf	
		Syndrom	Gesamtzahl (n = 323)
Depressives Syndrom (n = 116)			
depressiv	29	25,0	9,0
depressiv-klagsam	39	33,6	12,1
depressiv-ängstlich	22	19,0	6,8
depressiv-aggressiv	12	10,3	3,7
depressiv-gereizt	9	7,8	2,8
depressiv-manisch	5	4,3	1,5
Suizidales Syndrom (n = 49)			
suizidal	18	36,7	5,6
suizidal-klagsam	12	24,5	3,7
suizidal-ängstlich	9	18,4	2,8
suizidal-gereizt	5	10,2	1,5
suizidal-aggressiv	4	8,2	1,2
suizidal-manisch	1	2,0	0,3
Manisches Syndrom (n = 23)			
manisch	18	78,3	5,6
manisch-gereizt	5	21,7	1,5

Tabelle 28. Störungen von Bewußtsein und Motorik bei Patienten mit Alkoholintoxikation (n = 323)

Symptome[a]	n	%
Koordinationsstörung	117	36,2
Sprachstörung	88	27,2
Tremor	78	24,1
motorisch unruhig	63	19,5
Bewußtseinseintrübung	54	16,7
Konzentrationsstörung	49	15,2
Orientierungsstörung	48	14,9
Antrieb vermindert	45	13,9
vegetative Störungen	43	13,3
Denken verlangsamt	31	9,6
Logorrhö	17	5,3
Gedächtnisstörung	14	4,3
Auffassungsstörung	13	4,0
Antrieb gesteigert	12	3,7
Merkfähigkeitsstörung	10	3,1
Denken beschleunigt	9	2,8
inkohärent/zerfahren	9	2,8
umständlich/weitschweifig	7	2,2
Perseveration	4	1,2

[a] Mehrfachnennung

z. B. das depressiv-manische Zustandsbild. Bemerkenswert ist insbesondere das depressiv-aggressive Syndrom, das die enge Beziehung von Aggression und Depression zum Ausdruck bringt. Charakteristisch für den affektiven Mischzustand ist der rasche Wechsel der Affekte ohne erkennbaren Anlaß. Das gehäufte Auftreten affektiver Mischzustände läßt sich als eine Besonderheit der Alkoholintoxikation interpretieren. Bemerkenswert ist außerdem das breite Spektrum der verschiedenartigen und z. T. gegensätzlichen Affekte.

Die genannten Syndrome gingen meist mit *Störungen von Bewußtsein und Motorik* einher. Vorwiegend handelt es sich nach Tabelle 28 um Koordinationsstörungen (36,2%), Sprachstörungen (27,2%), motorische Unruhe (19,5%), Bewußtseinstrübung (16,7%) und Konzentrationsstörungen (15,2%). Bei jedem 4. Patienten fiel ein Tremor auf, der als Entzugssymptom auf eine chronische Intoxikation hinweist. Orientierungsstörungen (14,9%) wurden bei jedem 7. Patienten festgestellt. Der auf den ersten Blick überraschend hohe Anteil läßt sich wiederum mit dem Selektionsfaktor erklären, da in der Regel nur diejenigen Patienten stationär aufgenommen werden, bei denen sich eine ambulante Betreuung nicht mehr verantworten läßt. Dies trifft insbesondere neben den Orientierungsstörungen für die Suizidalität und die Aggressivität zu.

Mit dem Intoxikationsverlauf ändert sich zwangsläufig das Ausmaß der psychischen Ausfallserscheinungen. Ob daneben ein qualitativer Wechsel stattfindet, deckt ein Vergleich der Einweisungsdiagnosen mit den psychopathologischen Befunden bei der Aufnahme auf. Die Einweisungsdiagnosen setzen sich zusammen aus: Alkoholintoxikation (30,3%), Suizidalität (21,1%), Entzug (15,5%), Depression (11,8%), Aggression/Erregung (9,9%), Krampfanfall (3,7%), Prädelir/Delir (2,8%), Wahn/Halluzinationen (2,8%), andere Diagnosen (2,2%). Der Vergleich der Einweisungsdiagnose mit der Syndromdiagnose bei der Aufnahme zeigt nach Tabelle 29 bei immerhin 22 Patienten einen *Syndromwechsel* (6,8%). 12 Patienten mit der Einweisungsdiagnose eines Erregungszustands oder Aggressivität boten bei der Aufnahme ein depressives bzw. suizidales Syndrom. 7 wegen einer Depression oder Suizidalität aufgenommene Patienten befanden sich bei der Aufnahme in einem aggressiv-erregten Zustand. In 2 weiteren Fällen mit einem manischen Syndrom erfolgte die Einweisung wegen Suizidalität. Außerdem wurde bei 1 Patienten mit der Einweisungsdiagnose eines Erregungszustands später bei der Aufnahme ein manisches Syndrom diagnostiziert. Die Untersuchung des Syndromverlaufs beweist, daß beim gleichen Fall nicht nur mehrere Syndrome nebeneinander vorkommen können, sondern auch nacheinander. Die Beschreibung aller wichtigen Merkmale erfordert daher auch die Einbeziehung von Verlaufsgesichtspunkten in die Diagnose.

Angesichts der Vielzahl der Syndrome stellt sich die Frage, ob und in welcher Weise eine Zuordnung der verschiedenartigen Zustandsbilder zur

Tabelle 29. Einweisungsdiagnosen und psychopathologische Syndrome in der Klinik bei Patienten mit akuter Alkoholintoxikation (n = 323)

Einweisungs-bzw. Aufnahmegrund	Syndrome												
	Depressives n = 116		Suizidales n = 49		Aggressiv-erregtes n = 30		Manisches n = 23		Dysphorisches n = 17		Angst n = 2		Andere n = 86	
	n	%	n	%	n	%	n	%	n	%	n	%	n	%
Suizidalität	27	23,3	23	46,9	5	16,7	2	8,7	2	11,8	0	0	9	10,5
Depression	20	17,2	15	30,6	2	6,7	0	0	0	0	0	0	1	1,2
Aggression/Erregung	10	8,6	2	4,1	10	33,3	1	4,3	1	5,9	0	0	8	9,3
Andere	59	50,9	9	18,4	13	43,3	20	87,0	14	82,4	2	100	68	79,1
	116	100	49	100	30	100	23	100	17	100	2	100	86	100

herkömmlichen Klassifikation in den normalen, komplizierten und pathologischen Rausch erfolgt ist. Überraschenderweise wurde nur einmal im 5-Jahres-Zeitraum die Diagnose des *komplizierten Rausches* (0,3%) gestellt, was bei der Vielzahl der psychopathologischen Auffälligkeiten darauf schließen läßt, daß sich der Begriff im klinischen Alltag nicht durchgesetzt hat. Im Vergleich dazu findet sich die Diagnose des *pathologischen Rausches* (1,5%) zwar in 5 Fällen, inhaltlich weichen die unter dem Begriff zusammengefaßten Erscheinungsbilder aber z. T. erheblich voneinander ab, wie aus der Übersicht im Abschn. 3.4 hervorgeht.

Zusammenfassend hat die Auswertung der Krankengeschichten ergeben, daß sich die Auffälligkeiten der Alkoholintoxikation ohne wesentliche Schwierigkeiten klinisch bekannten Syndromen zuordnen lassen:

- Störungen von Bewußtsein und Motorik
- Paranoid-halluzinatorisches Syndrom
- Verwirrtheitszustand mit Desorientiertheit
- Aggressiv-erregtes Syndrom
- Dysphorisches Syndrom
- Depressives Syndrom
- Suizidalität
- Manisches Syndrom
- Angstsyndrom.

3.3.2 Syndromgenese

Das gleichzeitige Vorkommen eines bestimmten psychopathologischen Zustandsbildes und der Alkoholintoxikation berechtigen nicht zur Annahme eines ursächlichen Zusammenhangs. Dieser wird erst dann wahrscheinlich, wenn sich eine ähnliche Symptomatik vor und nach der Alkoholintoxikation ausschließen läßt. Unter Einbeziehung des Trinkmotivs, der Stimmung vor dem Trinken, des psychopathologischen Zustandsbildes nach abgeklungener Alkoholintoxikation und der Aufenthaltsdauer wurde daher überprüft, inwieweit sich Hinweise auf eine im engen Zusammenhang mit der Alkoholintoxikation verlaufenden Symptomatik erkennen lassen. Angaben zum *Trinkmotiv* fanden sich bei 111 Patienten (34%). Am häufigsten (79,3%) bezogen sich diese auf das depressive, suizidale und aggressiv-erregte Syndrom, so daß wegen der geringen Zahl nur auf diese Fälle eingegangen wird. In Tabelle 30 kommt deutlich heraus, daß bei zahlreichen Patienten bereits vor der akuten Alkoholintoxikation erhebliche *Konfliktsituationen* bestanden, die eine Störung des psychischen Gleichgewichts vermuten lassen. Dies betrifft insbesondere das depressive Syndrom, bei dem Partnerkonflikte (p < 0,001), Arbeitslosigkeit (p < 0,01) und Einsamkeit (p < 0,01) gehäuft genannt wurden. Bei dem suizidalen Syndrom dominie-

Tabelle 30. Häufigkeit der Trinkmotive und ihr Anteil bei dem depressiven, suizidalen und aggressiv-erregten Syndrom

Trinkmotiv[a]	Syndrome					
	Depressives		Suizidales		Aggressiv-erregtes	
	n = 116		n = 49		n = 30	
	n	%	n	%	n	%
Partnerkonflikt	40	34,5	18	36,7	7	23,3
Berufliche Probleme	6	5,2	3	6,1	2	6,7
Streit	4	3,4	4	8,2	4	13,3
Feier	1	0,9	1	2,0	5	16,7
Arbeitslosigkeit	9	7,8	1	2,0	0	0
Einsamkeit	7	6,0	1	2,0	0	0
Finanzielle Probleme	3	2,6	4	8,2	0	0
Andere	3	2,6	2	4,1	4	13,3

[a] Mehrfachnennung

Tabelle 31. Stimmung vor dem Trinken und Syndrome während der Intoxikation

Stimmung vor dem Trinken	Syndrome							
	Depressives		Suizidales		Aggressiv-erregtes		Manisches	
	n = 116		n = 49		n = 30		n = 23	
	n	%	n	%	n	%	n	%
Depressiv	13	11,2	6	12,2	2	6,7	2	8,7
Gereizt/wütend	0	0	1	2,0	3	10,0	1	4,3
Suizidal	2	1,7	1	2,0	1	3,3	0	0
Ängstlich	3	2,6	0	0	0	0	0	0

ren finanzielle Probleme (p < 0,01) und Partnerkonflikte (p < 0,05). Den aggressiven Syndromen ging häufiger ein Streit (p < 0,05) voraus. Die Ergebnisse sprechen für eine wesentliche syndromgenetische Bedeutung der Konfliktsituationen.

Angaben zur *Stimmung vor dem Trinken* fanden sich nur bei 38 Patienten (12%), wobei offen bleibt, ob in den restlichen Fällen von einer unauffälligen Ausgangslage auszugehen ist, oder ob der Zustand bei der Exploration nicht erfaßt wurde. Bereits vor dem Trinken bestand nach Tabelle 31 häufig das gleiche psychopathologische Syndrom wie zum Zeitpunkt der Intoxikation, was auf weitere syndromgenetische Faktoren neben dem Alkohol schließen läßt. Bemerkenswert ist außerdem der in Einzelfällen aufgetretene Syndromwechsel mit der engen Beziehung zwischen der depressiv-suizidalen Symptomatik einerseits und der aggressiv-erregten bzw. manischen Symptomatik andererseits.

Während die Information über den Zustand vor der Alkoholintoxikation im wesentlichen auf den Patienten zurückgeht, stehen für den weiteren Verlauf die von ärztlicher Seite objektivierten Befunde zur Verfügung. Eintragungen über den *Befund am Tag nach der akuten Alkoholintoxikation* fanden sich in 191 Krankengeschichten (59,1%). Bei 112 der 191 Patienten (58,6%) trat eine Besserung ein. Die bemerkenswert hohe Besserungsquote spricht für den Alkohol als Faktor der Syndromgenese. Dies läßt sich aufgrund des raschen Abklingens der Symptomatik parallel zur nachlassenden Alkoholintoxikation annehmen. Würde es sich dagegen bei den psychischen Veränderungen um eine psychogene Reaktion handeln, so wäre wohl kaum in einer so großen Zahl mit einer kurzfristigen Besserung zu rechnen, zumal allein die Tatsache der Klinikaufnahme für einen erheblichen Ausprägungs- bzw. Schweregrad der Symptomatik spricht. Auch hier bestätigt sich der Einfluß des Alkohols. Da aber auch andere Ursachen und Bedingungen die Syndrome mitgestalten, kommt dem Alkohol nur die Bedeutung eines Teilfaktors zu. Dies beweist die mangelnde Besserung bei 41,4% der Patienten. Das Fortbestehen der Symptomatik läßt weitere Ursachen und Bedingungen annehmen. Die Persistenz der Symptomatik trifft nach Tabelle 32 im hohen Maße für das suizidale Syndrom zu, das häufiger als andere psychopathologische Zustandsbilder anhielt ($p < 0,001$). Erwähnenswert ist außerdem, daß 21 von 191 Patienten mit einer Dokumentation des Verlaufs einen Syndromwechsel (11,0%) aufwiesen. Aus dem depressiv-suizidalen Syndrom wurde ein dysphorisches oder manisches Syndrom und aus dem aggressiv-erregten Syndrom ein depressives Syndrom. Auch hier fällt die enge Beziehung zwischen aggressiver und depressiver Symptomatik auf.

Die mangelnde Besserung des psychopathologischen Zustandsbildes, trotz des Abklingens der akuten Alkoholintoxikation, hängt eng mit dem chronischen Alkoholabusus zusammen, wie aus Tabelle 33 hervorgeht. Während bei 92% der Patienten ohne chronischen Alkoholabusus am Tag nach der akuten Alkoholintoxikation eine Besserung eintrat, beträgt die Besserungsrate bei den Alkoholikern nur 46,8%. Der große Unterschied in der Besserungsquote unterstreicht einerseits die Bedeutung des Alkohols für die Syndromgenese bei der akuten Alkoholintoxikation, andererseits aber auch den Einfluß der Alkoholkrankheit auf die Syndromgestaltung. Die Ergebnisse sprechen für eine multifaktorielle Syndromgenese.

Gemessen an der *Aufenthaltsdauer* ergibt sich nach Tabelle 34 ein ähnliches Bild wie bei den bereits beschriebenen Befundänderungen. 144 der 323 Patienten (45%) konnten bereits innerhalb 24 h entlassen werden. Dies betrifft vorwiegend Patienten mit einem aggressiv-erregten Syndrom und anderen Leitsyndromen, während Patienten mit einem depressiven oder suizidalen Syndrom meist länger als 24 h im Krankenhaus bleiben mußten. Im Zusammenhang mit dem suizidalen Syndrom muß aber auch darauf

Tabelle 32. Befundänderung am Tag nach der Alkoholintoxikation. Reduzierte Stichprobe: Fälle mit Angaben zum kurzfristigen Verlauf in der Krankengeschichte (n = 191)

Befundänderung	Syndrome												
	Depressives		Suizidales		Aggressiv-erregtes		Manisches		Dysphorisches		Angst		Andere	
	n = 64		n = 32		n = 20		n = 14		n = 8		n = 0		n = 53	
	n	%	n	%	n	%	n	%	n	%	n	%	n	%
Besserung	38	59,4	12	37,5	15	75,0	8	57,1	3	37,5	0	0	36	67,9
Keine Änderung	23	35,9	18	56,3	0	0	3	21,4	3	37,5	0	0	11	20,8
Syndromwechsel	3	4,7	2	6,3	5	25,0	3	21,4	2	25,0	0	0	6	11,3
	64	100	32	100	20	100	14	100	8	100	0	0	53	100

Tabelle 33. Befundänderung am Tag nach der akuten Alkoholintoxikation bei Patienten *ohne* bzw. *mit* chronischem Abusus. Reduzierte Stichprobe: Patienten mit Angaben zum kurzfristigen Verlauf (n = 191)

Befundänderung	*ohne* chron. Abusus (n = 50)		*mit* chron. Abusus (n = 141)	
	n	%	n	%
Besserung	46	92,0	66	46,8
Keine Änderung	2	4,0	56	39,7
Syndromwechsel	2	4,0	19	13,5
	50	100	141	100

hingewiesen werden, daß immerhin 19 der 49 Patienten bereits nach kurzfristigem Aufenthalt innerhalb 24 h entlassen wurden. Bei diesen Fällen hat die akute Alkoholintoxikation eine wesentliche Rolle gespielt. Vermutlich führte der Alkoholeinfluß zu einer vorübergehenden Akzentuierung einer vorbestehenden latenten Suizidalität.

Der Vergleich der zwei Patientengruppen *ohne* und *mit* chronischem Alkoholabusus deckt erwartungsgemäß erhebliche Unterschiede in der Aufenthaltsdauer auf. Nur 10 der 68 Patienten mit ausschließlich akuter Intoxikation (14,7%) blieben länger als 24 h in stationärer Behandlung, dagegen 169 von 255 Patienten bei gleichzeitiger akuter *und* chronischer Alkoholintoxikation (66,3%).

Das Zusammentreffen der akuten und chronischen Intoxikation läßt eine Überlagerung der jeweiligen psychopathologischen Begleiterscheinungen vermuten. Es fragt sich insofern, welchen Einfluß die chronische Alkoholintoxikation auf die Syndromgestaltung nimmt. Dem Kliniker sind z.B. die depressiven Syndrome der Alkoholkranken bekannt, die lange Zeit nach dem Abklingen der akuten Alkoholintoxikation anhalten können. Zur Abklärung wurden drei Gruppen miteinander verglichen: Patienten mit einer *akuten* Alkoholintoxikation aber ohne gleichzeitige chronische Alkoholintoxikation, Patienten mit einer *akuten* und gleichzeitig einer *chronischen* Alkoholintoxikation, Patienten mit einer nur *chronischen* Alkoholintoxikation. Nach der Übersicht auf Tabelle 35 wurden die verschiedenartigen psychopathologischen Zustandsbilder, abgesehen vom Angstsyndrom, bei allen Vergleichsgruppen beobachtet. Es überrascht zunächst, die psychopathologischen Zustandsbilder der akuten Alkoholintoxikation auch bei den nichtalkoholisierten Alkoholikern wiederzufinden. Der statistische Vergleich deckt aber Unterschiede auf, insbesondere beim depressiven und beim suizidalen Syndrom. Patienten mit akuter und gleichzeitiger chroni-

Tabelle 34. Aufenthaltsdauer bezogen auf die Syndrome (n = 323)

Aufenthaltsdauer	Syndrome												
	Depressives		Suizidales		Aggressiv-erregtes		Manisches		Dysphorisches		Angst		Andere
	n = 116		n = 49		n = 30		n = 23		n = 17		n = 2		n = 86
	n	%	n	%	n	%	n	%	n	%	n	%	n	%
bis 24 h	45	38,8	19	38,8	17	56,7	11	47,8	7	41,2	0	0	45	52,3
länger als 24 h	71	61,2	30	61,2	13	43,3	12	52,2	10	58,8	2	100	41	47,7
	116	100	49	100	30	100	23	100	17	100	2	100	86	100

Tabelle 35. Einfluß des chronischen Alkoholabusus auf die Syndromgestaltung. Patienten mit *akuter* Alkoholintoxikation (n = 68), mit *akuter und chronischer* Alkoholintoxikation (n = 255), mit *chronischer* Alkoholintoxikation (n = 277)

Alkoholintoxikation akut/chronisch	Syndrome												
	Depressives		Suizidales		Aggressiv-erregtes		Manisches		Dysphorisches		Angst		Andere
	n = 189		n = 69		n = 34		n = 32		n = 30		n = 8		n = 238
	n	%	n	%	n	%	n	%	n	%	n	%	n	%
akut	18	9,5	4	5,8	12	35,3	3	9,4	4	13,3	0	0	27	11,3
akut und chronisch	98	51,9	45	65,2	18	52,9	20	62,5	13	43,3	2	25,0	59	24,8
chronisch	73	38,6	20	29,0	4	11,8	9	28,1	13	43,3	6	75,0	152	63,9
	189	100	69	100	34	100	32	100	30	100	8	100	238	100

scher Alkoholintoxikation wiesen signifikant häufiger ein depressiv-suizidales Syndrom (p < 0,001) auf als Patienten mit einer nur akuten Intoxikation. Dies spricht für einen mehr oder minder großen Einfluß der chronischen Alkoholintoxikation auf die Syndromgestaltung beim depressiv-suizidalen Syndrom. Geht man nun aber nur von den Patienten mit einer chronischen Intoxikation aus und vergleicht die beiden Untergruppen *mit* und
ohne akuter Alkoholintoxikation, so zeigt sich eine signifikante Häufung
der depressiven (p < 0,01) und suizidalen Syndrome (p < 0,001) bei den
akut intoxikierten Patienten. Daraus läßt sich die Schlußfolgerung ableiten,
daß der chronischen Alkoholintoxikation beim depressiv-suizidalen Syndrom zwar eine erhebliche Bedeutung bei der Syndromgenese zukommt,
daß dieser Faktor aber durch die akute Alkoholintoxikation verstärkt wird.
Beim aggressiv-erregten Syndrom verhält es sich umgekehrt, und die akute
Intoxikation spielt die größere Rolle. Alkoholisierte Patienten wiesen signifikant häufiger ein aggressiv-erregtes Syndrom auf, wenn nicht gleichzeitig
ein chronischer Alkoholabusus vorlag (p < 0,01). Dieser Trend kommt noch
deutlicher heraus bei Betrachtung der Patienten mit einer chronischen Alkoholintoxikation. Beim Vergleich der beiden Untergruppen *mit* und *ohne*
akuter Alkoholintoxikation zeigt sich ein signifikant gehäuftes Auftreten
des aggressiv-erregten Syndroms bei den alkoholisierten Patienten
(p < 0,01). Es ist daher vorwiegend der akuten Alkoholwirkung zuzuschreiben.

Das paranoid-halluzinatorische und das delirante Syndrom kommen gehäuft auf dem Boden des chronischen Alkoholismus vor. Bei ausschließlich
akuter Alkoholintoxikation wurde das paranoid-halluzinatorische Syndrom
nur in 2 Fällen und das delirante Syndrom nur in 1 Fall beobachtet. Für
einen ursächlichen Zusammenhang des paranoid-halluzinatorischen Syndroms mit der akuten Intoxikation spricht der zeitgleiche Verlauf der Symptomatik. Im Vergleich dazu läßt sich das delirante Syndrom vermutlich
nicht allein auf den Alkoholeinfluß zurückführen, da außerdem eine Intoxikation mit 40 Tabletten eines Diphenhydramin und Guaifenesin enthaltenden Medikaments vorlag.

Zusammenfassend wird durch die Auswertung der klinischen Fälle die
multifaktorielle Syndromgenese bestätigt. Neben dem akuten Alkoholeinfluß sind andere Faktoren an der Entstehung der psychopathologischen Erscheinungsbilder beteiligt. *Situative Bedingungen* und *Persönlichkeitseigenschaften,* aber auch die *chronische Alkoholintoxikation* spielen eine wesentliche Rolle.

3.4 Untersuchung zur Diagnose des pathologischen Rausches

Die umstrittene Diagnose des pathologischen Rausches erfordert eine gesonderte Auswertung der Fälle. Dabei geht es insbesondere um die Frage,

ob die klinisch als pathologischer Rausch diagnostizierten Zustandsbilder ein einheitliches Bild bieten, das die Abgrenzung als besondere Rauschform rechtfertigt. Die Untersuchung basiert auf sämtlichen Fällen, die in der Psychiatrischen Klinik der Universität München während des 5-Jahres-Zeitraumes von 1974 bis 1978 zur Behandlung aufgenommen oder in der forensisch-psychiatrischen Abteilung für Forensische Psychiatrie während eines 8-Jahres-Zeitraumes von Mai 1970 bis April 1979 zur Begutachtung durchuntersucht und als pathologische Räusche diagnostiziert wurden. Insgesamt wurde die Diagnose in 9 Fällen gestellt, und zwar bei 5 von 323 klinischen Patienten (1,5%) und bei 4 von 299 begutachteten Probanden (1,3%). Sie gehört damit zu den seltenen Diagnosen, insbesondere in Anbetracht der langen untersuchten Zeiträume.

Die Abgrenzung als besondere Rauschform läßt sich trotz des seltenen Vorkommens vertreten, wenn es sich um ein typisches Zustandsbild handelt, das sich klar von anderen Rauschformen abhebt. Ist dies der Fall, dann sollten alle als pathologische Räusche diagnostizierten Auffälligkeiten in den wesentlichen Kriterien übereinstimmen. Dies festzustellen war das Ziel einer gesonderten Auswertung aller Fälle mit dieser Diagnose. Welche Kriterien ausgewählt werden sollten, bereitete allerdings angesichts der in der Einleitung bereits geschilderten abweichenden Darstellungen in der Literatur erhebliche Schwierigkeiten. Um mehreren Definitionen gerecht zu werden, wurden in erster Linie die von Binder [12] herausgestellten Kennzeichen benutzt und durch weitere wichtig erscheinende Merkmale ergänzt. Nach der Literatur kamen in Frage Persönlichkeitsstruktur, disponierende Begleitumstände und Getränkeart. Von Interesse war außerdem die konsumierte Alkoholmenge bzw. die Blutalkoholkonzentration (BAK), die in einem Mißverhältnis zum Ausmaß der psychopathologischen Symptomatik stehen soll.

Nach der Zusammenstellung in Tabelle 36 bestehen offenbar sowohl bei den Gutachtern als auch bei den behandelnden Ärzten unterschiedliche Auffassungen von der Diagnose des pathologischen Rausches. Charakteristische Gemeinsamkeiten herauszufinden, fällt bei dem heterogenen Bild schwer. Nur 5 der 9 Fälle weisen die als Leitsymptom herausgestellte Desorientiertheit oder einen Dämmerzustand auf. Aber selbst diese Fälle weichen in anderen Merkmalen wie Erregungszustand, Art des Affekts, Trunkenheitszeichen, terminaler Schlaf und Gedächtnisstörungen voneinander ab. Demnach beinhaltet die gleiche Diagnose verschiedenartige Zustandsbilder. Weder in Hinblick auf die Psychopathologie und den Verlauf, noch auf die Ätiopathogenese ergibt sich ein einheitliches Bild.

Die Verschiedenartigkeit der psychopathologischen Auffälligkeiten bei gleicher Diagnose läßt auf „Fehldiagnosen" schließen. Aber welche Fälle sind dies? Die Beantwortung fällt bei den unterschiedlichen Definitionen in der Literatur schwer. Dient die Beschreibung von Binder als Richtlinie,

Tabelle 36. Zusammenstellung der Merkmale von 9 Fällen mit der Diagnose des pathologischen Rausches. Fälle 1–4 Begutachtungsprobanden, Fälle 5–9 klinische Patienten. Merkmal vorhanden (+). Persönlichkeitsstörung nach ICD-Nr. (301.2 Schizoide Persönlichkeit; 301.3 Erregbare Persönlichkeit; 301.5 Hysterische Persönlichkeit)

Merkmale nach Binder	*Fälle*								
	1	2	3	4	5	6	7	8	9
Bewußtsein dämmrig	+	+			+		+		+
Orientierungsstörung	+	+			+				
Wahnideen					+				+
Halluzinationen					+				
Erregung stark		+				+	+		+
Affekt ängstlich	+				+				
euphorisch							+		+
depressiv				+			+		
Fehlen von Trunkenheitszeichen		+							
Schlaf terminal		+	+		+				
Amnesie partiell	+	+	+						+
total		+		+					
Andere Merkmale									
Disponierende Faktoren	+		+	+					
Wut/Aggression/Gereiztheit	+								
Depression				+					
Getränkeart Bier	+	+	+	+	+	+	+		+
Wein/Sekt	+	+	+						
Konzentrierte Getränke	+	+	+			+		+	
Trinkmenge klein						+			
mäßig bis groß	+	+	+	+	+	+			+
BAK <1 Promille									
1–2 Promille									
2–3 Promille	+			+					
Ähnlicher Zustand ging voraus						+	+		
Fremdbeobachtung	+	+	+			+	+	+	+
EEG auffällig				+		+			
Persönlichkeitsstörung ICD 301.	5	3	5	2	5				
Chronischer Alkoholmißbrauch		+		+	+				

müssen Hinweise auf einen Dämmerzustand oder ein Delir gegeben sein. Demnach wurden 4 von 9 Fällen „falsch" diagnostiziert. Wird als weiteres Kriterium eine geringe Alkoholmenge gefordert, dann kann keine Diagnose der Überprüfung standhalten. Anzumerken bleibt noch, daß der Dämmerzustand in keinem Fall von einem Arzt beobachtet wurde. Die Annahme beruht nur auf Schilderungen von Laien. Bei den klinischen Fällen bleibt anzumerken, daß in keiner Krankengeschichte ein Dämmerzustand er-

73

wähnt wurde. Nach der retrospektiven Auswertung könnte es sich allerdings bei großzügiger Auslegung in 3 Fällen um einen Dämmerzustand gehandelt haben.

Das Ergebnis beweist unterschiedliche Auslegungen des Begriffs. Es zeigt ferner, daß es trotz der großen Fallzahlen nicht gelingt, ein nach Psychopathologie und Verlauf einheitliches Krankheitsbild abzugrenzen. Daraus darf allerdings nicht gefolgert werden, daß es den pathologischen Rausch gar nicht gibt. Ohne eine Definition der Diagnose mit Ein- und Ausschlußkriterien muß jeder Beweis oder Gegenbeweis mißlingen. In erster Linie müßten daher die Kriterien des pathologischen Rausches festgelegt werden. Dazu aber kann die vorliegende Studie nicht beitragen. Typische Gruppierungen von Merkmalen lassen die als pathologische Räusche bezeichneten Zustandsbilder nicht erkennen. Außerdem erschwert das Fehlen von ärztlichen Beobachtungen die Festlegung typischer Merkmale des pathologischen Rausches. Vermutlich müssen wesentlich größere Fallzahlen in die Untersuchung einbezogen werden, um die typischen Konstellationen und Symptomengruppierungen herauszufinden. Das Resultat kann aber auch negativ sein, weil fließende Übergänge und eine bunte Vielfalt einer Abgrenzung entgegenstehen.

Bei der Unsicherheit der Grenzziehung fragt es sich, ob nicht allein die psychopathologische Syndromdiagnose ausreicht, die Alkoholintoxikation zu beschreiben. Ergeben sich z. B. Hinweise auf einen Dämmerzustand, auf einen Verwirrtheitszustand mit Desorientiertheit oder auf ein paranoid-halluzinatorisches Syndrom, dann wird das Zustandsbild durch die Syndromdiagnose bereits treffend wiedergegeben. Die genannten Beispiele sind eindeutig als psychotische Syndrome zu erkennen. Sowohl für den Kliniker als auch für den forensisch tätigen Psychiater reicht die Information aus, um daraus die notwendigen Konsequenzen abzuleiten. Klinisch gelten Patienten mit psychotischen Syndromen als Notfälle, die eine intensive Überwachung und Abklärung erfordern. Forensisch ergeben sich ebenfalls allein aus den genannten Syndromdiagnosen zuverlässige Rückschlüsse auf die Fähigkeit der Einsicht und der Steuerung.

Zusammenfassung: Eine als pathologischer Rausch diagnostizierte Alkoholintoxikation wurde nur bei 9 (1,4%) von 622 klinischen Patienten und Begutachtungsprobanden festgestellt. Die Synopsis zeigte ein *heterogenes Bild bei gleicher Diagnose.* Nur 5 der 9 Fälle wiesen die als Leitsymptom herausgestellte Desorientiertheit oder einen Dämmerzustand auf. Wird als zusätzliches Kriterium eine geringe Alkoholmenge gefordert, dann erfüllt kein Fall beide Kriterien. Die erheblich divergierenden Auslegungen in der Praxis unterstreichen die Notwendigkeit besser abgrenzbarer Begriffe.

3.5 Forensisch-psychiatrische Aspekte

Die juristischen Begriffe der Schuldfähigkeit erfordern nach den §§ 20 und
21 StGB eine quantitative Beurteilung psychischer Merkmale, ob die Einsichtsfähigkeit und die Steuerungsfähigkeit zur Tatzeit erheblich vermindert
oder aufgehoben waren. Dem forensischen Psychiater fällt daher die Aufgabe zu, Art und Ausmaß der psychopathologischen Störung zur Tatzeit fest-
zulegen und hinsichtlich der Auswirkungen auf Einsichts- und Steuerungsfähigkeit zu überprüfen. Neben der qualitativen Abgrenzung der psychopathologischen Phänomene muß daher eine quantitative Abstufung vorgenommen werden. Die Beurteilung letzterer beruht oft mehr auf persönli-
cher Erfahrung als auf definierten Kriterien, so daß dem Gutachter ein großer Ermessensspielraum zur Verfügung steht. Erinnert sei nur an die Beurteilung psychogener Reaktionen oder neurotischer Störungen, die zwar in
den forensischen Lehrbüchern beschrieben, aber hinsichtlich der forensischen Wertung nur skizzenhaft dargestellt sind. Der Hauptgrund liegt in
der Schwierigkeit, psychopathologische Phänomene quantitativ zu defini-
ren. Wegen dieser grundsätzlichen Problematik der Psychiatrie, psychopathologische Symptome mit ausreichender Genauigkeit quantitativ zu bestimmen, lassen sich keine allgemein verbindlichen Richtlinien für die Zuordnung psychopathologischer Phänomene zu den juristischen Begriffen
der Schuldfähigkeit aufstellen. Es gelingt in der Regel nur dann, wenn das
Merkmal allein bereits auf eine erhebliche psychische Störung hinweist, wie
z. B. der Wahn, der zwangsläufig eine Aufhebung der Einsicht mit sich
bringt.

Mit der Hypothek unzureichender Quantifizierung sind auch die Untersuchungen der vorliegenden Studie belastet. Eine quantitative Beschreibung der Syndrome wurde wegen des Fehlens definierter quantitativer Kriterien erst gar nicht versucht. Nur im Falle der Aggressivität bot es sich an,
aufgrund der unterschiedlichen Formen der Gewaltanwendung, wie Bedrohung, gezielte Aggressivität und ungezielte Aggressivität, eine gestufte Abgrenzung vorzunehmen.

Eine weitere Unsicherheit in der Beurteilung des psychopathologischen
Querschnitts zur Tatzeit ergibt sich aus den oft ungenauen Erinnerungen
des Alkoholtäters, dessen Erinnerungsvermögen nicht nur psychogen durch
Verdrängung und Affekte beeinträchtigt wird, sondern außerdem durch
den toxischen Einfluß des Alkohols. Fremdbeobachtungen zur Objektivierung des psychischen Zustandes zur Tatzeit sind ebenfalls häufig recht
vage. Der in der forensischen Psychiatrie tätige Psychiater ist daher in seiner Diagnostik auf zusätzliche Informationen aus dem Längsschnitt angewiesen, wobei er davon ausgeht, daß der psychopathologische Zustand zur
Tatzeit oft nur eine Momentaufnahme einer länger bestehenden psychischen Störung darstellt. Der Kontext mit dem Längsschnitt bietet daher für

den forensischen Psychiater eine zusätzliche Möglichkeit, den psychischen Zustand zur Tatzeit mit größerer Sicherheit zu beurteilen.

Die vorliegende Untersuchung beschränkt sich vorwiegend auf den Querschnitt und kann daher nur Tendenzen in der forensischen Beurteilung aufzeigen, die erkennen lassen, ob einigen Syndromen hinsichtlich der Einschränkung oder sogar Aufhebung der Einsichts- und Steuerungsfähigkeit ein größeres Gewicht beigemessen wird als anderen.

Hinweise auf die Voraussetzungen des § 20 StGB gab es ärztlicherseits in 15,0% der Fälle und des § 21 StGB in 67,6%. Auf den ersten Blick überrascht es, wenn bei 82,6% eine psychische Störung von erheblichem Ausmaß angenommen wurde. Berücksichtigt man aber, daß bei einer großen Zahl der Täter neben der Alkoholintoxikation eine affektive Störung bestand, wird die gutachtliche Bewertung verständlich, zumal die durchschnittliche BAK zur Tatzeit bereits 1,8 Promille betrug. Das Zusammentreffen mehrerer psychischer Störungen, die für sich allein kaum eine forensische Relevanz besitzen, kann im Zusammenwirken eine erhebliche Beeinträchtigung zur Folge haben.

Das hohe Ausmaß der affektiven Gestörtheit geht aus Tabelle 37 hervor, die außerdem eine Gewichtung der psychischen Merkmale hinsichtlich der Voraussetzungen der §§ 20 und 21 StGB enthält. Zahlenmäßig dominieren eindeutig die affektiven Merkmale, während die als Trunkenheitszeichen geltenden Merkmale wie z. B. die Bewußtseinsstörungen oder die Auffassungsstörungen wesentlich seltener beobachtet wurden. Ihnen kommt aber in der forensischen Beurteilung ein großes Gewicht zu. So wurden bei keinem Probanden mit Bewußtseinsstörungen, illusionären Verkennungen bzw. paranoiden Vorstellungen, Desorientiertheit, Antriebsminderung und formalen Denkstörungen die Voraussetzungen des § 21 StGB verneint. Dies trifft weitgehend auch für die Probanden mit Auffassungsstörungen zu.

Bei den affektiven Störungen zeigt sich bei der Depressivität im Vergleich zu den anderen affektiven Merkmalen eine stärkere Gewichtung im Sinne einer erheblichen Verminderung von Steuerung und Einsicht. Quantitative Unterschiede der Aggressivität sind entgegen der Erwartung nicht in die forensische Beurteilung eingegangen. Hier bestehen vermutlich Unterschiede in der subjektiven Bewertung, was sich aber anhand des vorliegenden Materials weder beweisen noch widerlegen läßt.

Einen tieferen Einblick in die gutachtliche Bewertung geben die Berechnungen der statistisch signifikanten Korrelatoren zwischen den psychischen und neurologischen Ausfallserscheinungen einerseits und den Voraussetzungen der §§ 20 und 21 StGB andererseits. Nach Tabelle 38 werden bei affektiven Störungen eher die Voraussetzungen des § 21 StGB und bei schweren Trunkenheitszeichen eher die des § 20 StGB bejaht. Letzteres trifft insbesondere für die Desorientierung zu, die mit einer Verkennung der Situation und dementsprechend mit einer Einschränkung der Einsichtsfähigkeit

Tabelle 37. Wertigkeit der Symptome hinsichtlich der Voraussetzungen der §§ 20 und 21 StGB (n = 299). Die prozentualen Anteile beziehen sich auf die jeweilige Häufigkeit der psychischen Symptome, so daß sich waagerecht gelesen 100% ergeben.

Psychische Symptome[a]	Voraussetzungen		
	§ 21		§ 20
	verneint (n = 52) %	gegeben (n = 202) %	gegeben (n = 45) %
aggressiv (n = 182)	14,3	69,2	16,5
– Bedrohung (n = 24)	12,5	75,0	12,5
– gezielte Tätlichkeit (n = 119)	16,0	67,2	16,8
– ungezielte Tätlichkeit (n = 39)	10,3	71,8	17,9
gespannt/Wut (n = 151)	11,9	72,2	15,9
partielle Amnesie (n = 102)	13,7	69,6	16,7
erregt (n = 96)	8,3	76,0	15,6
sexuelle Erregung (n = 79)	17,7	69,6	12,7
gereizt/mürrisch (n = 69)	8,7	73,9	17,4
depressiv (n = 42)	4,8	76,2	19,0
ängstlich (n = 38)	10,5	79,0	10,5
totale Amnesie (n = 35)	2,9	54,3	42,9
depressiv/aggressiv (n = 33)	6,1	81,8	12,1
enttäuscht (n = 33)	9,1	84,8	6,1
Antriebssteigerung (n = 32)	9,4	68,7	21,9
Bewußtseinsstörung (n = 26)	0	53,8	46,2
Auffassungsstörung (n = 25)	4,0	60,0	36,0
illusion. Verkennung (n = 15)	0	40,0	60,0
Suizidgedanken (n = 10)	10,0	60,0	30,0
euphorisch (n = 9)	11,1	55,6	33,3
desorientiert (n = 6)	0	16,7	83,3
Rededrang (n = 5)	20,0	60,0	20,0
unverständliches Verhalten (n = 5)	40,0	40,0	20,0
Antriebsminderung (n = 4)	0	100,0	0
formale Denkstörung (n = 3)	0	66,7	33,3

[a] Mehrfachnennung

einhergeht. Eine Sonderstellung nimmt die sexuelle Erregung ein, die signifikant gehäuft im Zusammenhang mit den nicht ausschließbaren Voraussetzungen des § 21 StGB vorkommt.

In Ergänzung zur Tabelle 38, die nur Merkmale des Querschnitts berücksichtigt, werden mit den Items in den Tabellen 39–42 auch Faktoren des Längsschnitts in die Analyse der Bewertungskriterien einbezogen. Tabelle 39 zeigt, daß es sich bei der signifikanten Korrelation der *nicht ausschließbaren Voraussetzungen des § 21 stGB* mit der *sexuellen Erregung* zur Tatzeit nicht um eine Ausnahme handelt. Die signifikanten Korrelationen mit entsprechenden Merkmalen im Vorfeld der Tat weisen in die gleiche Richtung. Warum gerade bei den Sexualdelikten gehäuft grenzwertige Be-

Tabelle 38. Statistisch bedeutsame Korrelationen zwischen psychischen und neurologischen Symptomen zur Tatzeit und den Voraussetzungen der §§ 21 und 20 StGB. (Signifikanzniveau: * p < 0,05; ** p < 0,01; *** p < 0,001)

Psychische und neurologische Symptome zur Tatzeit	Voraussetzungen			
	§ 21 StGB		§ 20 StGB	
	nicht ausschließbar	gegeben	nicht ausschließbar	gegeben
Sexuelle Erregung	**			
Enttäuschung		***		
Erregung		***		
gereizt/mürrisch		**		
gespannt/Wut		*		
depressiv/aggressiv		*		
Antriebsminderung		*		
Bewußtseinsstörung			***	*
Amnesie total			***	***
Desorientierung			*	***
Depression			*	
paranoid/illusionäre Verkennung				***
Auffassungsstörung				**
euphorisch				**
Sprachstörung				*

Tabelle 39. Bedeutsame Verlaufsmerkmale im Zusammenhang mit den nicht ausschließbaren Voraussetzungen des § 21 StGB. (Signifikanzniveau: n. s. = nicht signifikant; * p < 0,05; ** p < 0,01; *** p < 0,001)

Disponierende Faktoren
  Streß ***
  Sexuelle Erregung **
	Verhalten nach der Tat
	  Flucht *

Tatmotiv
  Sexuelle Erregung **
	Zustand bei der Blutentnahme
	  abweisend *

Opferbeziehung
  n. s.
	Psychischer und neurologischer Untersuchungsbefund
	  n. s.

Delikt
  Sexualdelikt **
	EEG
	  n. s.

BAK zur Tatzeit
  n. s.
	Rauschform
	  n. s.

urteilungen vorgenommen wurden, läßt sich nur vermuten. Anders als bei den Affekttätern war es bei den Sexualdelinquenten oft sehr schwierig, den Stellenwert des sexualpathologischen Faktors in dem vielschichtigen Motivationsgefüge zu bestimmen. Die sorgfältige Prüfung bedeutsamer Gesichtspunkte wie Planung der Tat, Situationsangepaßtheit im Verhalten bei der Tatausführung, Begleitumstände der Tat, tatbegünstigende Rolle des

Tabelle 40. Bedeutsame Verlaufsmerkmale im Zusammenhang mit den Voraussetzungen des § 21 StGB. (Signifikanzniveau: n. s. = nicht signifikant; * p < 0,05; ** p < 0,01; *** p < 0,001)

Disponierende Faktoren	*BAK zur Tatzeit*
Konflikt Partner**	hoch*
Ärger/Wut**	
Gereiztheit**	*Verhalten nach der Tat*
Streit*	depressiv***
Spannung*	Selbstanzeige**
	ängstlich*
Tatmotiv	
Erregung/Wut**	*Zustand bei Blutentnahme*
Eifersucht**	Depression*
Depression/SV*	
Angst*	*Psychischer und neurologischer Untersuchungsbefund*
	n. s.
Opferbeziehung	
Partner***	*EEG*
	n. s.
Delikt	
Tötungsdelikt***	*Rauschform*
Bedrohung*	n. s.

Opfers, Art und Ausmaß der sexuellen Störungen ergab häufig kein eindeutiges Bild hinsichtlich der Steuerungsfähigkeit. Die mehr oder weniger große Unsicherheit in der Beurteilung der zumutbaren Beherrschung der sexuellen Erregung führt dementsprechend zu einer grenzwertigen Beurteilung. In diesen Fällen läßt sich eine erhebliche Verminderung der Steuerungsfähigkeit nicht voll bejahen, aber auch nicht ausschließen.

Bei den Merkmalen des Querschnitts kamen im Zusammenhang mit den *Voraussetzungen des § 21 StGB* signifikant gehäuft *affektive Störungen* vor. In die gleiche Richtung weisen die Verlaufsmerkmale nach Tabelle 40 mit einer Vielzahl affektiver Merkmale vor und nach der Tat. In erster Linie scheint es sich um Partnerkonflikte zu handeln, die mit einer depressiv-aggressiven Symptomatik einhergehen und zu Tötungsdelikten geführt haben. Bezeichnenderweise war auch nach der Tat gehäuft eine Persistenz der Symptomatik festzustellen. Allerdings lassen sich durch die statistischen Korrelationen nur Tendenzen aufzeigen, die nicht zur Verallgemeinerung berechtigen. Unter diesem Vorbehalt kann davon ausgegangen werden, daß affektive Störungen erheblichen Ausmaßes die Voraussetzungen des § 21 StGB erfüllen, wenn sie sich über die Tatzeit hinaus retrograd und anterograd weiterverfolgen lassen. Eine erhebliche Alkoholisierung gilt außerdem als Voraussetzung.

Die *Voraussetzungen des § 20 StGB* liegen nach Tabelle 38 gehäuft bei den *Störungen von Bewußtsein und Motorik* vor. Die Verlaufsmerkmale nach Tabelle 41 stützen diese Ergebnisse insofern, als gehäuft Hinweise auf eine hirnorganische Störung vorhanden sind. Sie begünstigt das Auftreten

Tabelle 41. Bedeutsame Verlaufsmerkmale im Zusammenhang mit den nicht ausschließbaren Voraussetzungen des § 20 StGB. (Signifikanzniveau: n. s. = nicht signifikant; * p < 0,05; ** p < 0,01; *** p < 0,001)

Disponierende Faktoren Depression/Enttäuschung*	*Zustand bei Blutentnahme* n. s.
Tatmotiv Depression/SV*	*Psychischer und neurologischer Befund* Organisches Psychosyndrom** Halbseitenbild** Koordinationsstörung**
Opferbeziehung n. s.	
Delikt n. s.	*EEG* auffällig** Allgemeinveränderungen**
BAK zur Tatzeit n. s.	*Rauschform* Komplizierter Rausch*** Pathologischer Rausch**
Verhalten nach der Tat Schlaf** ernüchtert**	

Tabelle 42. Bedeutsame Verlaufsmerkmale im Zusammenhang mit den Voraussetzungen des § 20 StGB. (Signifikanzniveau: n. s. = nicht signifikant; * p < 0,05; ** p < 0,01; *** p < 0,001)

Disponierende Faktoren n. s.	*Verhalten nach der Tat* n. s.
Tatmotiv Wahn/Illusion***	*Zustand bei Blutentnahme* herausfordernd*** abweisend***
Opferbeziehung n. s.	*Psychischer und neurologischer Befund* n. s.
Delikt Körperverletzung*** Beleidigung*** Sachbeschädigung**	*EEG* n. s.
BAK zur Tatzeit n. s.	*Rauschform* Pathologischer Rausch***

von schweren Ausfallserscheinungen unter Alkoholeinfluß. Die Zuordnung zu den Voraussetzungen des § 20 StGB ist daher naheliegend. Weiterhin fällt nach Tabelle 41 im Zusammenhang mit den Voraussetzungen des § 20 StGB eine signifikante Häufung der Diagnose des *komplizierten* oder *quantitativ abnormen Rausches* auf. Da diese Diagnose bei den Alkoholtätern nach Abschn. 3.1.4 vorwiegend bei Störungen von Bewußtsein und Motorik gestellt wurde, verwundert es nicht, sie im Zusammenhang mit den Voraussetzungen des § 20 StGB wiederzufinden. Den Erwartungen entspricht auch das nach den Tabellen 41 und 42 signifikant gehäufte Zusammentreffen der Diagnose des *pathologischen* oder *qualitativ abnormen Rausches* mit den Voraussetzungen des § 20 StGB.

80

Zusammenfassend läßt sich aus den Ergebnissen eine erhebliche forensische Relevanz der affektiven Störungen folgern, die im Zusammenwirken mit dem Alkoholeinfluß häufig die Voraussetzungen des § 21 StGB erfüllen, nicht aber die des § 20 StGB. Schwere Trunkenheitszeichen – insbesondere im Zusammenhang mit einer Hirnschädigung – lassen die in § 20 StGB bezeichneten Tatbestände zumindest nicht ausschließen. Dies trifft insbesondere bei Desorientiertheit, illusionärer Verkennung und dämmrigem Bewußtsein zu. Im Zusammenhang mit der Diagnose des komplizierten und des pathologischen Rausches wurden aus ärztlicher Sicht meist die Voraussetzungen des § 20 StGB im Sinne einer Schuldunfähigkeit angenommen.

4 Diskussion

4.1 Konventionelle Einteilung der akuten Alkoholintoxikation

Das unterschiedliche Reaktionsmuster auf Alkohol ist seit langem bekannt. Kaum eine andere Noxe ruft eine so vielgestaltige Symptomatik hervor, die nahezu das gesamte Spektrum der Psychopathologie beinhaltet. Bewußtsein, Orientierung, Aufmerksamkeit, Konzentrationsfähigkeit, Gedächtnis, formales und inhaltliches Denken, Affekte, Psychomotorik, Sozialverhalten und Triebleben werden unter dem Alkoholeinfluß mehr oder minder stark gestört. Für die Klassifizierung der mannigfaltigen Störungen und Ausfallserscheinungen sieht die herkömmliche Einteilung drei Formen vor: normaler Rausch, komplizierter Rausch und pathologischer Rausch. Dem normalen Rausch wird der „Durchschnitt" der psychopathologischen Erscheinungsformen der Alkoholintoxikation zugerechnet. Der komplizierte und der pathologische Rausch gelten als die Ausnahmen, die sich vom üblichen Bild abheben.

Die heutige Einteilung hat eine längere Vorgeschichte, auf die zum Verständnis und zur Beurteilung der Begriffe näher eingegangen werden muß. Nicht klinische Gesichtspunkte sind es gewesen, die zu der heute noch gebräuchlichen Einteilung geführt haben, sondern forensische. Am deutlichsten ist dies 1908 von Kutner [122] ausgesprochen worden:

„Jeder Rausch stellt als akute Vergiftung ein pathologisches Phänomen dar; wenn wir daher noch im besonderen von einem pathologischen Rausch sprechen, müssen wir wissen, daß diese Bezeichnung nicht mehr streng wissenschaftlich ist, daß sie vielmehr eine Konzession an die allgemeine Volksauffassung und speziell an die Rechtssprechung darstellt. Der gewöhnliche Rausch findet im deutschen Recht (außer im Militärstrafgesetzbuch) keine besondere Erwähnung. Als geistige Störung im Sinne des Gesetzes gelten nach der allgemeinen Spruchpraxis aber nur die höchsten Grade der Alkoholvergiftung, die sogenannte sinnlose Trunkenheit. Nun ist es ja gewiß ein Illogismus, geistige Störungen, die bei jeder anderen Vergiftung, etwa durch Kohlenoxyd und anderes ohne weiteres als Geisteskrankheit im Sinne des Gesetzes gelten würden, dann nicht zu berücksichtigen, wenn die Vergiftung durch Alkohol erfolgt. Indes haben nun einmal die harten Erfordernisse der Praxis diese Rechtslage geschaffen, und der Arzt hat sich im konkreten Falle als Sachverständiger ihr anzupassen. Daraus ergibt sich, daß die Konstatierung einer gewöhnlichen Trunkenheit und ihr Einfluß auf eine Rechtsverletzung nicht Gegenstand seiner Sachverständigentätigkeit ist. Es müssen besondere pathologische Momente hinzutreten, die den Vergiftungszustand vor dem gewöhnlichen Rausche auszeichnen; dann sprechen wir von einem pathologischen Rausch (komplizierten Rausch, pathologischer Alkoholreaktion), und der gilt ohne weiteres als eine Geisteskrankheit im Sinne des Gesetzes."

Ähnlich heißt es 1905 bei Heilbronner [86]:

„Der Arzt kommt nun gelegentlich in die Lage, über die forense Wertung eines Trunkenheitszustandes befragt zu werden. Das Strafgesetzbuch für das deutsche Reich erwähnt die Trunkenheit nicht; sie kann also nur insofern Gegenstand strafrechtlicher Erörterungen werden, als sie etwa als Bewußtlosigkeit oder krankhafte Störung der Geistestätigkeit aufgefaßt werden kann. Beides wäre vom rein ärztlichen Standpunkt aus möglich; viele Betrunkene – ich erinnere nur an die häufige Kombination von Euphorie, Rede- und Bewegungsdrang – zeigen ein klinisches Bild, aus dem wir ohne Kenntnis der Ätiologie ohne weiteres eine Psychose diagnostizieren würden. Trotzdem würde der Arzt, der beispielsweise einen Angetrunkenen, der auf der Straße skandaliert hat, wegen einer toxisch bedingten Manie als unzurechnungsfähig im Sinne des § 51 bezeichnen wollte, voraussichtlich wenig erfreuliche Erfahrungen machen. ... der Richter wird sich in seinem Urteil nie von der rein klinischen Auffassung des Rausches leiten lassen; er wird jedenfalls die Grenzen, innerhalb deren er den Rausch als Strafausschließungsgrund gelten läßt, viel enger ziehen, als wir es auf Grund rein ärztlicher Überzeugung verlangen müßten. ... Als Sachverständiger hat sich, wie auch Cramer fordert, der Arzt über die Trunkenheit nur dann zu äußern, wenn noch besondere krankhafte Momente vorgelegen haben.“

Mit dem Herausarbeiten krankhafter Momente und pathologischer Rauschzustände ergab sich für den forensisch tätigen Psychiater immerhin die Möglichkeit, den ärztlichen Standpunkt dem Juristen gegenüber wirksamer zu vertreten. Auf diesem historischen Hintergrund wird es verständlich, daß der Begriff des pathologischen Rausches ursprünglich nicht zur Beschreibung einer ganz bestimmten Rauschform diente, sondern eher als ein Sammelbegriff für schwere Rauschzustände galt. Wie im Abschn. 4.1.2 dargestellt wird, wurden unter dem gleichen Begriff verschiedenartige psychopathologische Zustandsbilder subsumiert. Mueller [155] konnte 1930 bereits anhand der kompetenten Literatur die Existenz voneinander sehr erheblich abweichender Ansichten über den Begriff des pathologischen Rausches nachweisen. Die Bezeichnung galt nach seiner Zusammenstellung für den *epileptoiden und deliranten Rausch, andere mit Erregung einhergehende Rauschzustände, Alkoholintoleranz* und *halluzinationslose Dämmerzustände.* Aufgrund der voneinander abweichenden Definitionen hielt es Mueller für möglich, fast jeden schweren alkoholischen Rausch, der von der üblichen Rauschsymptomatik abweicht, als pathologisch zu diagnostizieren und dies durch Zitate aus der Literatur zu belegen.

Der historische Rückblick macht deutlich, daß es ursprünglich weniger um das Herausarbeiten überindividueller Rauschformen ging als um die Abgrenzung seltener Rauschformen von forensischer Relevanz. Daraus entstand die *Zweiteilung in „normale" und „pathologische" Räusche.* Binder [12] fügte 1936 als *dritte Form* den „komplizierten" Rausch hinzu. Er bezeichnete damit Rauschzustände, bei denen die starke vitale Exzitation und das persönlichkeitsfremde Handeln im Vordergrund stehen. Aber weder der Begriff noch die Rauschform waren neu. Ziehen [234] hatte bereits vor der Jahrhundertwende vorgeschlagen, den unpassenden Terminus „pathologisch" durch das Wort „kompliziert" zu ersetzen. Sein Vorschlag fand aber wenig Resonanz. Auch die von Binder hervorgehobenen Erregungszustände waren vor ihm wiederholt in der Literatur beschrieben worden. Einige Autoren rechneten sie den pathologischen Räuschen zu, wie aus der Zusammenstellung von Mueller [155] hervorgeht.

Die von Binder vorgenommene Abgrenzung dreier Rauschformen setzte sich im deutschsprachigen Schrifttum durch, nicht aber in der internationalen Nomenklatur. Dementsprechend wird in der internationalen Klassifikation [47] nur zwischen dem Alkoholrausch und dem pathologischen Rausch unterschieden. Damit blieb letztlich die früher einmal aus Gründen der forensischen Zweckmäßigkeit getroffene Unterteilung der Räusche bis heute bestehen. Auch viele forensisch tätige Psychiater halten daran fest, obgleich sich die Rechtslage inzwischen völlig geändert hat, und es keine Schwierigkeiten bereitet, auch beim sog. normalen Rausch die Voraussetzungen der §§ 20 und 21 StGB im Sinne einer Schuldminderung oder -aufhebung vor Gericht zu vertreten.

Nachdem sich heute der ärztliche Standpunkt in der forensischen Beurteilung der Räusche mehr und mehr durchgesetzt hat, verliert die herkömmliche Einteilung mit der Unterscheidung zwischen normalen und pathologischen Räuschen an Bedeutung. Sie kann aber auch heute noch klinisch und forensisch sinnvoll sein, sofern mit der Unterteilung wesentliche Unterschiede abgegrenzt werden. Dies setzt aber klare Definitionen der Rauschzustände voraus. Ob dies der Fall ist, soll im folgenden Abschnitt anhand der Ergebnisse dieser Studie und unter Berücksichtigung der Literatur diskutiert werden.

4.1.1 Komplizierter Rausch (quantitativ abnormer Rausch)

Bei den *Alkoholtätern* wurde in dieser Studie die Diagnose des komplizierten bzw. quantitativ abnormen Rausches in 13% der Fälle gestellt. Mit dieser Diagnose korrelieren signifikant die Symptome Antriebsminderung, totale Amnesie, Auffassungsstörung, Bewußtseinsstörung und Schlafstörung. Demnach zählten die Gutachter zu dem komplizierten Rausch vorwiegend Störungen des Bewußtseins und der Motorik. Diese Symptome gelten als typische Rauschzeichen, die in der Regel aber erst bei einer höheren Blutalkoholkonzentration auftreten. Da bei den diagnostizierten Fällen aber in der Regel keine überdurchschnittlich hohen Blutalkoholspiegel vorlagen, läßt sich folgern, daß die Gutachter eine Diskrepanz zwischen Trunkenheitsgrad und Blutalkoholkonzentration als Kennzeichen des komplizierten bzw. quantitativ abnormen Rausches angenommen haben. Die Begriffe „kompliziert" und „quantitativ abnorm" stehen hier für eine *Alkoholintoleranz*. Dementsprechend korrelieren mit der Diagnose des komplizierten Rausches signifikant gehäuft die auf eine Hirnschädigung hinweisenden Merkmale. So finden sich zum Beispiel in bezug auf die Diagnose komplizierter Rausch sowohl bei der psychiatrischen als auch bei der testpsychologischen Untersuchung gehäuft Hinweise auf eine hirnorganische Leistungsminderung. Bei den körperlichen Untersuchungen wurden neurologisch Halbseitenbilder, elektroenzephalographisch Herdbefunde und bei der Schädelübersichtsaufnahme vermehrt Verkalkungen der Halsschlagader festgestellt.

Während bei der forensisch-psychiatrischen Begutachtung die Diagnose des komplizierten Rausches bei 39 von 299 Alkoholtätern (13%) gestellt wurde, kam die Diagnose bei den 323 in der *Klinik* mit einer akuten Alkoholintoxikation aufgenommenen Patienten nur einmal (0,3%) vor. Der extrem niedrige Anteil in der Klinik überrascht. Immerhin boten 30 (9,3%) der 323 mit einer Alkoholintoxikation in der Klinik aufgenommenen Patienten ein aggressiv-erregtes Syndrom. Nach der von Binder [12] gegebenen Beschreibung deutet diese Symptomatik auf einen komplizierten Rausch hin, bei dem die vitale Erregung neben dem persönlichkeitsfremden Handeln im Vordergrund steht. Keiner dieser 30 Fälle wurde als komplizierter Rausch diagnostiziert. Offenbar hat sich die Diagnose im klinischen Alltag nicht durchgesetzt. Vermutlich wird der Frage nach der Rauschform in der Klinik nur eine geringe Bedeutung beigemessen.

Anders als in der Klinik spielt der komplizierte Rausch bei der Begutachtung, gemessen am hohen Anteil der Diagnose, eine große Rolle. Es bleibt aber zu klären, ob die Auslegung mit der Literatur übereinstimmt. Die Abklärung dieser Frage erfordert zunächst das Eingehen auf die Literatur, da diese kein einheitliches Bild bietet.

Der *Begriff* des komplizierten Rausches wurde ursprünglich von Ziehen [234, 235] geprägt. Ziehen verstand unter dem Begriff des komplizierten Rausches das andernorts als pathologischer Rausch beschriebene Zustandsbild. Mit dem Begriff des komplizierten Rausches wollte er also keine neue Rauschform beschreiben, sondern das ihm im Zusammenhang mit einer bestimmten Rauschform als ungeeignet erscheinende Wort pathologisch durch den Begriff kompliziert ersetzen. Da er das Wort kompliziert synonym für pathologisch gebrauchte, entspricht der komplizierte Rausch nach Ziehen dem pathologischen Rausch.

Anders als Ziehen wählte Binder [12] die Bezeichnung für ein von ihm herausgearbeitetes Syndrom, das sich vom pathologischen Rausch unterscheidet. Der Begriff des komplizierten Rausches war für ihn gleichbedeutend mit dem quantitativ abnormen Rausch. Gemeint ist aber nach Binder nicht jede quantitative Abweichung vom normalen Rausch, sondern nur das mit einer abnorm starken Erregung einhergehende Zustandsbild der Alkoholintoxikation. Nach seiner Beschreibung unterscheidet sich der komplizierte Rausch vom normalen Rausch durch die starke vitale Exzitation mit gereizter Grundstimmung und durch die rasch sich vertiefende geistige Benommenheit mit extremen Enthemmungserscheinungen. Binder stellte den narkoseähnlichen Verlauf heraus. Die Orientierung bleibt erhalten und die Gesamtsituation wird nicht verkannt. Zur Diagnose heißt es bei Binder:

„Die diagnostische Unterscheidung zwischen einfachem und kompliziertem Rausch wird sich immer wieder an der Stärke und Dauer der alkohologenen, vitalen Erregung zu orientieren haben; erreicht diese einen solchen Grad, daß die äußere Haltung vollständig zunichte wird und daß gewisse Taten des Trunkenen seiner nüchternen Persönlichkeit gänzlich fremd sind, dann handelt es sich um einen komplizierten Rausch."

Als charakteristisch stellte Binder also die Erregung und das persönlichkeitsfremde Handeln heraus. Von zweitrangiger Bedeutung gilt die Art der Grundstimmung. Zwar herrscht in den meisten Fällen eine gereizte Stimmungslage vor, es gibt aber auch besondere Verlaufsformen mit depressiv-gereizter, ängstlich-gereizter oder sogar in seltenen Fällen mit euphorischer Grundstimmung. Weitere Variationen entstehen durch eine hysterische Ausgestaltung.

Die Abgrenzung einer Rauschform, die sich auf zwei vage Begriffe wie „vitale Erregung" und „Persönlichkeitsfremdheit" stützt, erscheint nicht zwingend. Da nicht einmal die „normale" Erregung des Rausches ausreichend untersucht und definiert ist, läßt sich die „vitale" Erregung nicht abgrenzen. Die quantitative Abstufung psychopathologischer Merkmale gehört ohnehin zu den schwierigsten Aufgaben in der Psychiatrie, so daß sich die Quantifizierung als Maßstab für Diagnosen nicht empfiehlt. Wenn außerdem der schillernde Begriff der Persönlichkeitsfremdheit zur Diagnose herangezogen werden muß, dann ist Kritik erst recht angebracht, zumal der Begriff der Persönlichkeitsfremdheit in der psychiatrischen Diagnostik anderer Krankheiten zu Recht nicht verwandt wird. Selbst bei exogenen Psychosen kommt nach den Untersuchungen von Willi [222] immer Persönlichkeitstypisches zum Ausdruck.

In der neueren Literatur wird unter dem Begriff des komplizierten Rausches meist in Anlehnung an die Beschreibung von Binder ein alkoholbedingter starker Erregungszustand verstanden. Daneben gibt es aber auch Beschreibungen, in denen zwar die quantitative Abweichung betont, aber nicht nur auf die Erregung bezogen wird. So schrieb Bleuler [19]:

„Mit dem unpassenden Namen komplizierter Rausch bezeichnet man einen Rausch, dessen psychische Symptome als bloße Übertreibung eines gewöhnlichen Rausches aufgefaßt werden können. Das Handeln im komplizierten Rausch ist aufgrund der natürlichen Bestrebungen des Berauschten zwar übertrieben, aber doch noch begreiflich und nicht völlig persönlichkeitsfremd. Im komplizierten Rausch mag einer dreinschlagen, wenn er gestichelt worden ist, im pathologischen Rausch kann einer den besten Freund ohne jeden verständlichen Grund erschlagen."

Ähnlich heißt es in der Beschreibung von Mende [144]:

„Die größte kriminologische Bedeutung hat der komplizierte Rausch, der vom gewöhnlichen quantitativ unterschieden ist und cerebrale oder andere körperliche Erkrankungen, Schwachsinn und abnorme Persönlichkeitsstrukturen sowie Schädigungen durch chronischen Alkoholismus zur Voraussetzung hat. Hier kommt es insbesondere leicht zu kurzschlußartigen Ge-

86

walthandlungen, die nicht eigentlich persönlichkeitsfremd, wenngleich in ihrem Ausmaß inadäquat anmuten."

Beide Autoren heben das quantitativ Abnorme als Kennzeichen hervor, lassen aber die Bezugsgröße weitgehend offen. Ihre Beschreibungen weiten den Ermessensspielraum aus, sind aber deshalb auch überzeugender. Es ist schwer verständlich, warum sich die quantitative Abweichung nach der Vorstellung von Binder ausschließlich auf die Erregung beziehen soll. Auch andere Merkmale als Bezugsgröße sind denkbar, wie z.B. Bewußtseinsstörungen, psychomotorische Störungen, Gedächtnisstörungen.

Uneinigkeit herrscht in der Literatur über den diagnostischen Stellenwert der Persönlichkeitsfremdheit. Während beispielsweise Langelüddeke u. Bresser [126] sowie Peters [161] den Begriff in ihrer Beschreibung übernahmen, sprachen Forster u. Joachim [66] von wesensfremd anmutenden Handlungen. In den meisten Beschreibungen des komplizierten Rausches wird der Begriff der Persönlichkeitsfremdheit durch allgemeine Formulierungen ersetzt. Nach Derwort [48], von Keyserlingk [109] und Mende [144] kommt es eigentlich nicht zu einer persönlichkeitsfremden, sondern zu einer im Ausmaß inadäquaten Handlung. Hippius [90] beschrieb eine deutliche Persönlichkeitsalteration und Grünberger [78] nahm Reaktionen an, die der nüchternen Persönlichkeit nicht entsprechen. Andere Autoren wie Feuerlein [61, 62], Keup [108] sowie Schulte u. Tölle [190] ließen selbst die Umschreibung fortfallen und stellten nur die starke Erregung als Leitsymptom heraus. Eine gegensätzliche Position zu Binder nahmen Hirschmann [91] und Hoff [93] ein, nach denen sich die Handlungen leicht aus der enthemmten Persönlichkeit erklären lassen.

Die Umschreibungen laufen letzten Endes auf eine quantitative Abweichung hinaus. Einige Autoren sehen diese mehr in den Handlungen, andere in der Persönlichkeitsveränderung. Da keine der Definitionen angibt, wo in der Quantität die Grenze zwischen dem Normalen und dem Abnormen liegt, fragt es sich, ob es zweckmäßig ist, eine nicht definierte Grenze als Grundlage für einen Begriff zu nehmen. Genau das ist beim Begriff des komplizierten Rausches der Fall. Es bleibt demnach der persönlichen Erfahrung und Wertung überlassen, was als komplizierter Rausch gilt. Aber nicht nur der große Ermessensspielraum in der quantitativen Bewertung eines Rausches bringt eine erhebliche Unsicherheit in der Diagnostik mit sich. Diese wird noch vergrößert durch die Unklarheit über die Bezugspunkte. Während Binder die quantitative Abweichung nur auf die Erregung beschränkt sehen will, lassen die Beschreibungen von Bleuler und Mende auch andere psychopathologische Merkmale zu. Die mehrfachen Unschärfen stellen den diagnostischen Wert des Begriffs in Frage.

Zusammenfassend läßt sich aus den Ergebnissen der Studie schließen, daß die Diagnose des komplizierten Rausches *klinisch keine Bedeutung* erlangt hat. Im Vergleich dazu wurde der Rauschform bei der *Begutachtung* eine wesentlich *größere Bedeutung* beigemessen. Die Auswertung der diagnostischen Kriterien, die zur Diagnose des komplizierten Rausches führten, ergab eine Interpretation im Sinne der *Alkoholintoleranz*. Die Gutachter bezogen die quantitativ abnorme Alkoholreaktion auf die Störungen von Bewußtsein und Motorik.

Bei der Überprüfung, ob die Auslegung des komplizierten oder quantitativ abnormen Rausches den in der Literatur gegebenen Darstellungen entspricht, ergaben sich Schwierigkeiten. Die *Beschreibungen in der Literatur* weichen hinsichtlich wesentlicher Kriterien voneinander ab. Unterschiedliche Auffassungen bestehen darüber, auf welches Merkmal sich die quantitative Abweichung beziehen soll. Außerdem wird die Bedeutung des „persönlichkeitsfremden" Handelns unterschiedlich eingeschätzt.

Die unterschiedlichen Darstellungen in der Literatur führen zu einer erheblichen *Verunsicherung*. Je nach Auswahl der Literaturstellen sind die gutachtlichen Interpretationen des komplizierten Rausches richtig oder falsch. Die Auslegung der Gutachter stimmt überein mit den Beschreibungen von Bleuler und Mende, nicht aber mit der von Binder.

Gegen den Begriff des quantitativ abnormen Rausches als Diagnose spricht vor allem die unscharfe Definition des quantitativ Abnormen. Sie muß zwangsläufig auch so lange unscharf bleiben, bis experimentell abgesicherte Erkenntnisse über den „normalen" Intoxikationsablauf vorliegen. Bisher ist dies nicht gelungen, weil erhebliche individuelle Unterschiede in der qualitativen und quantitativen Alkoholwirkung bestehen. Außerdem hängt die Alkoholwirkung von den jeweils vorhandenen Umweltbedingungen ab, was die Erfassung der spezifischen Alkoholwirkung zusätzlich erschwert. Auf absehbare Zeit wird daher nicht das Instrumentarium für eine quantitative Abgrenzung zur Verfügung stehen. Es empfiehlt sich daher, auf den schillernden Begriff des komplizierten Rausches zu verzichten, da der Informationswert wegen des erheblichen Ermessensspielraums gering ist. Zur besseren Verständigung können nur qualitative Merkmale beitragen, die bereits ausreichend definiert sind. Deshalb sollte die Orientierung an der Psychopathologie im Vordergrund stehen, die zur weiteren Charakterisierung des Rauschzustandes durch ätiologische Gesichtspunkte ergänzt werden kann.

4.1.2 Pathologischer Rausch

Im Vergleich zum komplizierten Rausch hat der pathologische Rausch einen wesentlich größeren Bekanntheitsgrad erlangt. Die Kenntnis dieser besonderen Rauschform gehört heute zum psychiatrischen Grundwissen. Wahrscheinlich wird aber seine Bedeutung überschätzt, denn die kontroversen Begriffsauslegungen, wie sie in der Einleitung bereits ausführlich dargestellt wurden, lassen eher ein theoretisches Konstrukt als eine empirisch abgesicherte Rauschform annehmen.

Die Zweifel an der tatsächlichen Bedeutung des pathologischen Rausches werden durch die vorliegenden Untersuchungsergebnisse verstärkt. Sowohl bei den *Alkoholtätern* als auch bei den *klinischen Patienten* mit einer Alkoholintoxikation gehörte der pathologische Rausch mit einem Anteil von 1,3% bzw. 1,5% zu den *selten* gestellten Diagnosen. Die Analyse der Fälle weist außerdem auf stark *divergierende Begriffsauslegungen* hin. Nach den analysierten Fällen steht der Begriff sowohl für den Rausch mit einem Dämmerzustand als auch für andere Zustandsbilder. Aber selbst die Fälle mit einem Dämmerzustand bieten im Querschnitt und im Längsschnitt ein uneinheitliches Bild.

Die als pathologischer Rausch diagnostizierten Rauschzustände sind ein Beweis für die Vielgestaltigkeit psychopathologischer Veränderungen unter Alkoholeinfluß, nicht aber für eine besondere, einheitlich verlaufende Rauschform. Außerdem scheinen fließende Übergänge zum normalen Intoxikationsverlauf zu bestehen, die eine Abgrenzung erschweren. Vielgestaltigkeit und fließende Übergänge sprechen gegen die Subsumierung unter einen Begriff, der mehr verschleiert als präzisiert und der subjektiven Bewertung einen zu großen Ermessensspielraum einräumt.

Das uneinheitliche Bild der als pathologische Räusche diagnostizierten psychischen Störungen spiegelt die z. T. erheblich voneinander abweichenden Begriffsauslegungen in der Literatur wider. Der Vergleich der Diagnosen mit den Beschreibungen in der Literatur bringt daher keine neuen Aufschlüsse, da das Ergebnis immer nur relativ – in Abhängigkeit von der gewählten Definition – zu sehen ist. Als übereinstimmendes Ergebnis der Untersuchung und des Literaturstudiums zeigt sich nur die Verschiedenartigkeit der Auslegungen.

Die Auswertung der *Literatur* erfolgte mit einer Liste diagnostisch wichtig erscheinender Merkmale. Sie ermöglichte den Vergleich der Literaturstellen nach einheitlichen Gesichtspunkten. Insgesamt wurden die Beschreibungen von 72 Autoren ausgewertet, die sich zum Erscheinungsbild des pathologischen Rausches geäußert haben. Alle in der jeweiligen Darstellung erwähnten Merkmale wurden berücksichtigt, sofern sie in der Merkmalsliste enthalten waren.

Die Zusammenstellung der ausgewerteten Beschreibungen gibt nach der Tabelle 43 ein *heterogenes Bild*. Die unterschiedlichen Darstellungen zeigen sich nicht nur bei den Begleitzeichen und den Verlaufsmerkmalen, sondern auch beim Leitsymptom bzw. beim Leitsyndrom. Einig sind sich die meisten Autoren über das häufige Auftreten von Erregungszuständen und Amnesien. Kontroverse Auffassungen bestehen vor allem hinsichtlich der Bewußtseinsstörung. Nur bei etwa jeder zweiten Beschreibung fand sich der Hinweis auf einen Dämmerzustand. Wo diese Symptomatik in der Darstel-

Tabelle 43. Merkmale des *pathologischen Rausches* nach Darstellungen in der *Literatur*

Autor	Dämmerzustand	Störung Orientierung	Störung Bewußtsein	Wahn	Halluzination	Erregung	Angst	Amnesie	Schlaf terminal	Keine Trunk.-zeichen	Geringe Mengen Alkohol
Anton [2]		+	+		+	+	+	+	+	+	
Auer [4]	+	+	+		+	+	+	+	+	+	
Blair [17]		+				+	+	+	+	+	+
Binder [12]	+	+	+	+	+	+	+	+	+	+	+
Bing [13]	+	+	+		+	+	+	+	+	+	+
Binswanger [14]	+	+	+	+	+	+		+	+	+	+
Bleuler [19]	+	+	+	+	+	+	+	+	+	+	+
Block [20]						+					+
Bonhoeffer [21]		+	+			+		+		+	+
Bowman [26]		+		+		+	+	+		+	
Bumke [33]	+		+		+	+					+
Butz [35]		+		+		+			+	+	+
Chotzen [37]					+	+	+				
Cramer [42]		+	+	+	+	+	+	+	+		
Crinis [43]	+	+	+		+	+	+	+	+		+
Derwort [48]	+	+	+	+	+	+	+	+			
Decsi [45]		+	+		+	+	+	+	+	+	
Dietz [52]	+	+	+		+	+		+	+		+
Faust [60]			+					+	+		+
Feuerlein [62]	+	+	+			+		+	+		+
Flügel [65]		+				+		+			+
Forster [66]	+	+	+		+	+	+	+	+		+
Grünberger [78]	+	+	+	+	+	+	+	+	+		+
Gruhle [79]	+	+	+			+		+	+		+

Hallermann [82]		+									+
Heilbronner [86]		+		+	+	+	+	+	+	+	+
Hippius [90]	+	+	+	+	+						
Hirschmann [91]	+	+	+	+	+			+	+	+	+
Hoff [93]						+		+	+	+	
Hoppe [95]		+	+			+	+	+	+		+
Heilig [87]	+		+					+	+		+
Hübner [98]	+	+	+	+	+	+	+	+			
Huber [97]		+			+	+	+	+			+
ICD [47]											+
Jahrreiss [99]	+	+	+			+		+	+		+
Katschajev [105]	+	+	+	+	+	+	+	+	+		
Keup [108]		+			+	+	+		+		
Kolle [112]			+			+		+		+	+
Kraepelin [114]	+	+	+	+	+	+		+	+		
Krafft-Ebing [115]		+	+		+	+		+		+	+
Kryspin-Exner [117]	+	+				+		+	+	+	
Kürzinger [119]	+	+						+	+	+	+
Kutner [122]		+		+	+	+	+	+	+	+	+
Lange [124]	+	+	+			+	+	+	+		+
Langelüddeke [126]	+	+	+	+	+	+				+	+
Lenz [127]	+		+			+		+			+
Meggendorfer [140]	+	+	+	+	+	+	+	+	+	+	+
Mende [144]	+		+		+	+	+	+	+	+	+
Meyer [145]	+		+		+	+	+	+	+	+	+
Meyer-Tochtrop [146]		+	+		+	+	+	+	+	+	+

Tabelle 43 (Fortsetzung)

Autor	Dämmerzustand	Störung Orientierung	Störung Bewußtsein	Wahn	Halluzination	Erregung	Angst	Amnesie	Schlaf terminal	Keine Trunk.-zeichen	Geringe Mengen Alkohol
Mönkemöller [153]		+	+	+	+	+	+	+	+		
Morgan [154]				+	+	+			+		+
Ochernal [159]		+		+	+	+	+	+	+	+	+
Peters [161]	+	+	+			+		+	+	+	+
Pincus [163]						+		+		+	+
Ponsold [165]	+	+	+			+	+	+	+	+	+
Raecke [166]	+	+	+	+	+	+		+	+	+	+
Rauch [173]		+	+			+		+	+		
Richter [176]	+	+	+	+	+	+	+	+	+	+	
Rosenfeld [179]	+		+		+	+	+	+	+		+
Schipkowensky [184]			+							+	+
Schröder [189]	+	+	+		+	+	+	+	+	+	
Schulte [190]	+	+	+		+	+	+	+	+		+
Schultze [191]		+	+	+	+	+	+	+	+	+	
Seelert [193]			+			+	+	+		+	
Siemerling [195]		+	+	+	+	+	+	+	+		+
Szalkowski [203]			+		+	+	+	+	+		+
Venzlaff [212]	+		+					+	+		+
Weitbrecht [217]	+	+	+		+	+	+	+	+	+	+
Witter [225]	+		+			+			+		+
Wollenberg [229]		+	+		+	+	+	+	+	+	
Ziehen [235]	+	+	+	+	+	+	+	+	+	+	+

lung fehlte, nannten die Autoren meist eine Störung der Orientierung, seltener nur eine Bewußtseinsstörung. Bei den weiteren erfaßten Merkmalen dominieren als Kennzeichen eine geringe Alkoholmenge, der terminale Schlaf, Halluzinationen und eine angstgefärbte Stimmung. Etwa jeder zweite Autor wies auf fehlende Trunkenheitszeichen hin. Den Wahn erwähnte nur jeder dritte Autor.

Nicht in der Übersicht enthalten, aber ebenfalls mehr oder minder häufig genannt, wurden weitere affektive Störungen wie z.B. eine depressive Stimmung [2, 12, 17, 21, 26, 37, 43, 62, 79, 86, 122, 141, 153, 176, 193, 229, 235] oder sogar eine euphorische Stimmung [12, 13, 17, 26, 37, 86, 122, 188, 191]. Vereinzelt finden sich in der Literatur Hinweise auf einen Stupor [19, 37, 121]. Sofern im pathologischen Rausch Handlungsabläufe zustande kamen, erschienen diese oft als persönlichkeitsfremd [2, 4, 12, 79, 86, 91, 93, 97, 108, 112, 117, 125, 127, 145, 153, 159, 165, 166, 184, 190, 191, 193, 195, 212]. Gelegentlich zeigte das Verhalten eine hysterische Ausgestaltung [12, 37, 62]. Außerdem kann der pathologische Rausch nach Darstellungen in der Literatur mit einer sexuellen Erregung [2, 4, 12, 21, 114, 189, 235] einhergehen.

Hinsichtlich der Kennzeichen des Verlaufs verweisen zahlreiche Autoren auf den akuten Beginn [2, 12, 13, 14, 19, 20, 21, 42, 43, 62, 66, 78, 86, 87, 91, 98, 99, 105, 115, 117, 122, 125, 126, 140, 144, 146, 153, 154, 159, 165, 166, 176, 184, 188, 189, 191, 193, 195, 203, 217, 225, 226, 227, 229, 235] und auf den bereits genannten terminalen Übergang des Rausches in den Schlaf. Aber es gibt auch andere Darstellungen mit einem allmählichen Einsetzen der Symptomatik [13, 98, 146, 153] und einer abnorm lang anhaltenden Erregung [12, 21, 33, 37, 140, 217, 235], so daß es therapeutisch nur schwer gelingt, den Patienten psychomotorisch zu dämpfen. Die Dauer des pathologischen Rausches wurde ebenfalls unterschiedlich angegeben mit einer Zeitspanne von Minuten [227], bis zu einer Viertelstunde [97, 108], bis zu einer halben Stunde [165], bis zu Tagen [14, 144].

Kontrovers beurteilt wird auch die rauschauslösende Alkoholmenge. Während viele Autoren nach der Zusammenstellung in den Tabellen von einer geringen Alkoholmenge ausgehen, messen andere diesem Kriterium keine wesentliche Bedeutung bei, weil der pathologische Rausch auch nach stärkerem Alkoholkonsum [12, 13, 14, 17, 26, 93, 105, 112] vorkommt.

Zahlreiche Autoren unterscheiden mehrere *Unterformen* des pathologischen Rausches. Insbesondere in der älteren Literatur findet sich die Dreiteilung in den epileptoiden Rausch, den deliranten Rausch und den alkoholischen Dämmerzustand, wobei die Bezeichnung epileptoid in Analogie zum psychomotorischen Anfall des Epileptikers sowohl für einen Dämmerzustand als auch für den Erregungszustand steht. Auf diesem Hintergrund werden die späteren unterschiedlichen Begriffsauslegungen verständlich, wonach mit dem pathologischen Rausch nicht nur der Dämmerzustand, sondern auch der Erregungszustand bezeichnet wird. So schrieb Binswanger 1935 [14], daß es sich bei dem pathologischen Rausch um „plötzliche, durch oft nur geringfügige Mengen Alkohol ausgelöste Aufregungen *oder* Dämmerzustände" handelt. Die gleiche Formulierung findet sich 1969 bei Bleuler [18]. Nach seiner Beschreibung sind pathologische Räusche „plötzliche, durch Alkohol ausgelöste Aufregungen *oder* Dämmerzustände meist mit Verkennung der Situation, häufig auch mit Illusionen und Halluzinationen und exzessiven Affekten, am meisten von Angst oder Wut". In der 1979 erschienenen 14. Auflage des Lehrbuches der Psychiatrie hat M. Bleuler [19] allerdings das Wort „oder" durch „und" ersetzt, so daß als pathologische Räusche „plötzlich auftretende, durch Alkohol ausgelöste, schwere Aufregungen *und* Dämmerzustände mit Verkennung der Situation" gelten.

Das der Literatur zu entnehmende heterogene Bild des pathologischen Rausches macht deutlich, daß es kaum gelingen dürfte, eine nach Querschnitt, Längsschnitt und Ätiologie einheitliche Form des Rausches herauszuarbeiten. Aus dieser Sicht wird verständlich, wenn in der Klassifikation der WHO [47] bei der Beschreibung der *Diagnose* auf eine eingehende Darstellung verzichtet und statt dessen eine allgemeine Formulierung gebraucht wurde. Zum Begriff des pathologischen Rausches heißt es im Diagnoseschlüssel: „Akute psychotische Episoden, hervorgerufen durch relativ geringe Alkoholmengen. Man betrachtet sie als individuelle (idiosynkratische) Reaktionen auf Alkohol, die nicht auf exzessiven Alkoholkonsum zurückzuführen sind und keine auffälligen neurologischen Zeichen einer Intoxikation bieten." Als Leitlinie der diagnostischen Zuordnung gilt demnach nicht eine bestimmte Psychopathologie, sondern ein psychotisches Syndrom, die geringe Alkoholmenge und das weitgehende Fehlen von neurologischen Trunkenheitszeichen.

Durch die Einführung des psychotischen Syndroms als Kriterium wird der Begriff des pathologischen Rausches besser der in der Literatur beschriebenen Vielfalt der Symptomatik gerecht. Das Loslösen des Begriffs von einer bestimmten Symptomatik erscheint beim heterogenen Bild sinnvoll. Auf diese Weise wird eigentlich die Absicht erreicht, die ursprünglich bei der Einführung des Begriffs angestrebt wurde, nämlich die Abgrenzung besonders schwerer Rauschformen. Mit dem übergeordneten Begriff der Psychose wurde ein Maßstab gefunden, mit dem sich trotz der bestehenden Vielfalt eine Grenze zwischen Rauschformen unterschiedlicher Schweregrade ziehen läßt. Aus forensischer Sicht bleibt aber auch diese Lösung unbefriedigend, da es bisher nicht gelang, den Begriff Psychose mit Ein- und Ausschlußkriterien zu definieren. Der unscharfe Begriff begünstigt unterschiedliche Auslegungen. Es fragt sich daher, ob nicht ganz auf die Oberbegriffe verzichtet werden kann anstelle einer Orientierung an psychopathologischen Leitsyndromen. Die Frage wird daher sein, ob sich bestimmte Syn-

94

drome als überindividuelle Reaktionsmuster auf den Alkohol nachweisen lassen.

Zusammenfassung: Nach der Auswertung der Literatur und der Ergebnisse der Studie zeigt sich ein *heterogenes Bild* des pathologischen Rausches. Eine nach Symptomatik und Verlauf einheitliche Rauschform läßt sich nicht abgrenzen. Die von Autor zu Autor abweichenden Darstellungen und die Vielfalt der Symptomatik bringen zwangsläufig eine diagnostische Unsicherheit mit sich. Es sollte daher entweder auf die Verwendung des Begriffs verzichtet oder aber nach Ein- und Ausschlußkriterien gesucht werden.

4.2 Psychopathologische Syndromdiagnose

Nachdem sich das konventionelle Einteilungsprinzip der Rauschform nach den Ergebnissen dieser Studie und nach der Literaturübersicht als zu wenig trennscharf erwiesen hat, stellt sich zunächst die Frage nach der Notwendigkeit einer Unterteilung. Sie muß aufgrund der vielfältigen psychopathologischen Veränderungen, die sowohl klinisch als auch forensisch unterschiedlich gewichtet werden müssen, eindeutig bejaht werden. So erfordert beispielsweise eine mit einer Desorientierung einhergehende alkoholbedingte Bewußtseinstrübung andere klinische und forensische Konsequenzen als die Bewußtseinstrübung allein. Faßt man diese psychopathologisch differenten Zustandsbilder wie üblich unter unscharfen Begriffen zusammen, gehen wesentliche Informationen verloren.

Bei der Vielzahl psychopathologischer Phänomene, die bei allen drei Untersuchungsgruppen dieser Studie gefunden wurden, bietet es sich an, nach charakteristischen psychopathologischen Merkmalsgruppen zu suchen, um bestimmte Leitsymptome herauszustellen. Dabei wurde in dieser Studie unterschiedlich vorgegangen. Bei den Alkoholtätern und den alkoholisierten Verkehrsteilnehmern wurden mit Hilfe statistischer Methoden – wie der Clusteranalyse – psychopathologische Schwerpunkte herausgearbeitet. Bei den in der Klinik stationär wegen einer Alkoholintoxikation aufgenommenen Patienten erfolgte dagegen eine individuelle Zuordnung der Symptome zu Syndromen, und zwar in Anlehnung an die von Hippius [90] herausgestellten psychopathologischen Syndrome.

Bei allen drei Teilstudien kommen ähnliche psychopathologische Leitsyndrome heraus. Da diese Ergebnisse nicht nur an erheblich voneinander abweichenden Populationen gewonnen wurden, sondern auch noch mit unterschiedlichen Untersuchungsansatz und Auswertungsmethoden, lassen die Ergebnisse eine Verallgemeinerung zu.

Da die gefundenen Syndrome mit dem üblichen Einteilungsschema der Alkoholintoxikation nicht übereinstimmen, soll auf die in der Literatur beschriebenen psychopathologischen Veränderungen bei der Alkoholintoxikation eingegangen werden. Sollten sich dabei ähnliche Zustandsbilder finden lassen, gewinnen die Ergebnisse zusätzlich an Gewicht.

4.2.1 Störungen von Bewußtsein und Motorik

Als Achsensyndrom des *akuten exogenen Reaktionstypus* und als Folge der *hypnotischen Wirkung* des Alkohols steht die Bewußtseinsstörung im Mittelpunkt der alkoholbedingten psychopathologischen Veränderungen. Sie geht meist mit motorischen Ausfallserscheinungen einher, so daß sich als Syndrombegriff die Bezeichnung der Störungen von Bewußtsein und Motorik anbietet. Meist wird es sich bei der Art der Bewußtseinsstörung um die Bewußtseinstrübung handeln mit einem breiten Spektrum dazugehöriger Merkmale, wie verminderte Konzentrationsfähigkeit, Nachlassen der Aufmerksamkeit, formale Denkstörungen, Perseveration, herabgesetzte Kritikfähigkeit, Beeinträchtigung der Umstellungsfähigkeit, Nachlassen der Gedächtnisleistung, distanziertes Erleben der Umwelt, erschwerte Reaktionsfähigkeit, rasche Ermüdbarkeit. Von der schweren Bewußtseinstrübung ergeben sich fließende Übergänge zur Desorientiertheit und zur illusionären Verkennung bzw. zu den paranoiden Einfällen, wobei die Fähigkeit verlorengeht, den Kontext mit anderen Bezugspunkten herzustellen. Diese Unfähigkeit gilt gleichermaßen für die Desorientiertheit und für den Wahn. Beiden gemeinsam ist die Unkorrigierbarkeit.

Erwartungsgemäß ließ sich bei allen drei Untersuchungsgruppen das Syndrom der Störungen von Bewußtsein und Motorik herausarbeiten. Die Differenziertheit der Symptomatik kommt am deutlichsten bei den alkoholisierten Verkehrsteilnehmern heraus, da die unmittelbare Beobachtung des alkoholisierten Zustandes eine detaillierte psychopathologische Beschreibung ermöglichte. Nach der Clusteranalyse besteht das Syndrom aus den Merkmalen Bewußtseinstrübung, Konzentrationsstörungen, Auffassungsstörungen, Perseveration, Affektstarre, Antriebsarmut, verminderte Kontaktfähigkeit, Verlangsamung und Einengung des Denkens, Umständlichkeit im Denken und neurologische Ausfallserscheinungen in Form der ataktischen Störungen. Bemerkenswert ist die enge Korrelation von Merkmalen der Bewußtseinstrübung und den motorischen Ausfallserscheinungen.

In der klinischen Literatur zählen die Störungen von Bewußtsein und Motorik zu den auffälligsten Merkmalen des Rausches. Sie gelten als charakteristische klinische Zeichen einer erheblichen Alkoholbeeinflussung. Dabei wird leicht übersehen, daß die Beeinträchtigung der psychophysischen Leistungsfähigkeit bereits nach geringem Alkoholkonsum eintritt. Dies beweisen z. B. die Statistiken über Unfälle im Straßenverkehr. Borkenstein et al. [25] fanden bei einer in den USA durchgeführten Feldstudie heraus, daß die Wahrscheinlichkeit eines Unfalls bei einer Blutalkoholkonzentration von 0,6 Promille bereits doppelt so hoch liegt wie bei 0,0 Promille. Bei 1,5 Promille zeigte sich eine 25fache Unfallwahrscheinlichkeit. Die Zahlen belegen die alkoholbedingte Leistungseinbuße schon nach geringem Alkoholkonsum. Dementsprechend gelten mehr als 50% aller Menschen bei einer Blutalkoholkonzentration zwischen 0,6 und 0,7 Promille als fahruntüchtig [70]. Die oft zu lesende klinische Beschreibung der Alkoholwirkung mit der anfänglich euphorisierenden Wirkung und den erst im weiteren Verlauf auftretenden Störungen von Bewußtsein und Motorik entspricht daher nicht den tatsächlichen Gegebenheiten. Die unter dem Begriff der Störung von Bewußtsein und Motorik zusammengefaßten Merkmale liegen bereits bei einer niedrigen Blutalkoholkonzentration vor, fallen aber nicht so sehr auf wie die heitere Grundstimmung und die Antriebssteigerung.

Die bereits bei relativ geringem Alkoholkonsum einsetzenden Störungen von Bewußtsein und Motorik lassen es gerechtfertigt erscheinen, diese Störungen als eine der wesentlichen psychopathologischen Erscheinungsbilder der Alkoholintoxikation herauszustellen. Ursächlich sind sie psychopharmakologisch der hypnotisch-narkotisierenden Wirkung des Alkohols zuzuschreiben. Im Anfangsstadium der Intoxikation werden sie weitgehend überlagert von der euphorisierend-stimulierenden Wirkung des Alkohols.

4.2.2 Dämmerzustand

Schwere Formen der Bewußtseinsstörung erfordern klinisch und forensisch andere Maßnahmen und Schlußfolgerungen als leichtere. Gewichtige Gründe sprechen daher für eine Abgrenzung. Dies betrifft insbesondere den Dämmerzustand. Klinisch zwingt er wegen einer Selbst- und Fremdgefährdung zu erhöhter Wachsamkeit. Forensisch stellt sich bei einem Dämmerzustand die Frage nach einer Einsichtsunfähigkeit in das Unrecht der Tat, so daß sich für den Ausgang eines Strafverfahrens weitreichende Konsequenzen ergeben können.

In den Gutachten wurde die Diagnose des Dämmerzustandes in 5 von 299 Fällen (1,7%) gestellt, davon 2mal in Kombination mit der Diagnose des pathologischen Rausches, 2mal in Verbindung mit dem komplizierten Rausch und 1mal als Begleitzeichen des normalen Rausches. Ob es sich in allen Fällen tatsächlich um einen Dämmerzustand gehandelt hat, bleibt angesichts der retrospektiven Beurteilung offen, die eine erhebliche Unsicherheit mit sich bringt, zumal sie sich auf Aussagen von Laien stützen muß. Es kann sich daher meist nur um eine Verdachtsdiagnose handeln.

Bei den klinischen Patienten wurde von den behandelnden Ärzten in keinem Fall ein Dämmerzustand diagnostiziert. Bei der Durchsicht der

Krankengeschichten ergaben sich aber bei drei Patienten mit einem pathologischen Rausch in der Fremdanamnese Hinweise auf einen Dämmerzustand. Auch hier gilt die schon erwähnte diagnostische Unsicherheit angesichts der retrospektiven Beurteilung fremdanamnestischer Angaben.

Nach den zahlreichen übereinstimmenden Beschreibungen in der Literatur besteht kein Zweifel, daß es gerechtfertigt ist, den Dämmerzustand als zwar seltenes aber typisches psychopathologisches Erscheinungsbild der akuten Alkoholintoxikation abzugrenzen. Die meisten Autoren sehen in ihm ein wesentliches Kennzeichen des pathologischen Rausches. Die weitgehende Einigkeit in der Literatur darf aber nicht über die diagnostischen Schwierigkeiten hinwegtäuschen. Die Ergebnisse dieser Studie weisen darauf hin, daß ein Arzt nur äußerst selten die Gelegenheit hat, einen alkoholischen Dämmerzustand zu beobachten. Er ist daher in den meisten Fällen auf Fremdangaben angewiesen, zumal sich der Betroffene aufgrund der Amnesie kaum oder überhaupt nicht an das Vorgefallene und an sein Erleben erinnern kann.

Zu der Unsicherheit durch die retrospektive Beurteilung kommt noch ein weiteres diagnostisches Problem. Berner [9] und Kryspin-Exner [117] wiesen darauf hin, daß die Dämmerzustände in der klassischen Psychiatrie ein recht unscharf begrenztes Syndrom darstellen. Zu den obligatorischen Symptomen zählen sie den mehr oder weniger ausgeprägten Abbruch des Kontaktes zur Umwelt, eine in verschiedenem Ausmaß erhaltene Handlungsfähigkeit, die zeitliche Begrenzung mit abruptem Beginn und gelegentlich auch plötzlichem Ende sowie eine meist vollständige Amnesie. Die Unschärfe und die damit verbundene Schwierigkeit der Abgrenzung wird besonders deutlich beim Vergleich mit dem Erscheinungsbild eines mittelschweren oder schweren sog. normalen Rausches. Alle Merkmale kommen auch hier vor. Die Beziehung zur Umwelt reißt im Rausch mehr oder weniger deutlich ab. Auch das plötzliche Einsetzen der Symptomatik stellt keine Seltenheit dar, z. B. nach rascher Alkoholaufnahme insbesondere hochprozentiger alkoholischer Getränke, beim Verlassen des Trinkortes oder mit nachlassender Konzentration und Aufmerksamkeit im unmittelbaren Anschluß an eine polizeilich angeordnete Blutentnahme zur Feststellung der Trunkenheit. Die sehr fließenden Übergänge erschweren bei einem Betrunkenen die Feststellung eines Dämmerzustandes außerordentlich. Dies mag der Grund sein, weshalb während des 5jährigen Untersuchungszeitraumes nicht einmal in der Klinik ein alkoholischer Dämmerzustand diagnostiziert wurde.

Ein brauchbares Unterschiedsmerkmal kann vielleicht die geringe oder fehlende Bewußtseinstrübung sein, auf die in den Beschreibungen des Dämmerzustandes von Jaspers [102], Hippius [90] und Schulte u. Tölle [190] hingewiesen wird. Allerdings würde dies bedeuten, daß es bei einem höheren Alkoholisierungsgrad mit deutlicher Bewußtseinstrübung definitionsgemäß keinen Dämmerzustand geben kann. Wie aber bei der Diskussion über den pathologischen Rausch ausgeführt wurde, gehen viele Autoren davon aus, daß ein pathologischer Rausch bzw. ein Dämmerzustand nicht nur durch eine relativ geringe Alkoholmenge hervorgerufen wird.

Das Beispiel der Überlagerung verschiedenartiger psychopathologischer Merkmale zeigt die diagnostischen Schwierigkeiten bei der Beschreibung des Erscheinungsbildes der akuten Alkoholintoxikation. Bei unscharfen Syndrombegriffen wird dies besonders deutlich. Es empfiehlt sich daher gerade bei der Annahme eines Dämmerzustandes äußerste Zurückhaltung. Erinnert sei an die Bemerkung von Schulte u. Tölle [190], daß die Diagnose häufig irrtümlicherweise gestellt wird. Die Zurückhaltung gilt erst recht bei einer forensischen Beurteilung. Wegen der Unschärfe des Syndroms – gerade im Zusammenhang mit der Alkoholintoxikation – erscheint es sogar ratsam, in der forensischen Diagnostik ganz auf den Begriff zu verzichten, zumal sich die Diagnose bei der Begutachtung nur auf die Fremdangaben von Laien stützen kann. Wichtiger ist die Abklärung einer Verkennung der Situation und damit einer Orientierungsstörung.

4.2.3 Störungen der Orientierung

Die Störungen der Orientierung kennzeichnen den schweren Rausch. Deshalb ist es aus klinischer und forensischer Sicht sinnvoll, sie als Leitmerkmal hervorzuheben. Sie stellen ein trennscharfes Kriterium zur Abgrenzung von einer leichteren, mit einer Bewußtseinstrübung einhergehenden Intoxikation dar.

Die Häufigkeit der Orientierungsstörungen bei klinischen Patienten mit einer Alkoholintoxikation unterstreicht ihre Bedeutung. Bei jedem 7. Patienten (14,9%) bestand nach den Ergebnissen dieser Studie eine Desorientierung. In der überwiegenden Zahl der Fälle war gleichzeitig eine affektive Störung vorhanden, wie z.B. ein depressives oder ein gereizt-aggressives Syndrom. Die Kombination des Syndroms mit affektiven Störungen bringt ein erhöhtes Risiko der Selbst- oder Fremdgefährdung mit sich, da durch Verkennung der Situation häufig ein Gefühl der Ausweglosigkeit oder Angst hervorgerufen wird, das einen Affektdurchbruch begünstigt. Aus klinischer Sicht muß daher eine Orientierungsstörung rechtzeitig erkannt werden. Auch forensisch ist es von großer Bedeutung, wenn im Zusammenhang mit einer panikartig ablaufenden Tat Orientierungsstörungen festgestellt werden. Die Orientierungsstörungen verdienen daher besondere Beachtung.

Bei der Begutachtung wurde nur bei 6 (2%) der 299 Probanden eine Orientierungsstörung festgestellt. Darunter befinden sich alle 5 als Dämmerzustand diagnostizierten Fälle. Bei diesen wäre es durchaus möglich gewesen, ohne den unscharfen Begriff des Dämmerzustandes auszukommen. Dafür sprechen auch die klinischen Fälle, denn immerhin wurde bei keinem der 48 Patienten mit einer Desorientiertheit ein Dämmerzustand diagnostiziert.

Im Vergleich zu den klinischen Patienten und den begutachteten Probanden wurden bei der Untersuchung der alkoholisierten Verkehrsteilnehmer keine Orientierungsstörungen festgestellt. Der Grund liegt wahrscheinlich in der Auswahl nach der Art des Delikts. Die Einbeziehung von Probanden mit anderen Delikten hätte nach den eigenen Erfahrungen bei den ärztlichen Untersuchungen zu einem anderen Ergebnis geführt. Daß die Auswahl der Stichprobe tatsächlich von Bedeutung ist, zeigen auch die von Rasch [171] zusammengestellten Untersuchungsbefunde. Während bei Verkehrstätern Orientierungsstörungen in einer Häufigkeit von 0–10% vorkamen, lagen die Anteile bei den Kriminellen zwischen 2% und 16%. Vermutlich bemüht sich der Verkehrstäter, möglichst unauffällig zu erscheinen. Der Kriminelle erhofft sich dagegen Vorteile durch auffälliges Verhalten, das nach seiner Meinung seine Schuldfähigkeit in Frage stellt. Ebenfalls ein mit 3,1% geringer Anteil von Orientierungsstörungen bei Verkehrstätern ergibt sich aus der Zusammenstellung von Steigleder [200].

Nach den Ergebnissen spielt die Orientierungsstörung bei den klinischen Patienten eine große Rolle, eine geringere bei den begutachteten Probanden. Wegen des Schweregrades der psychischen Störung kommt ihr aber auch forensisch eine erhebliche Bedeutung zu, die für eine Abtrennung dieser Symptomatik von den Störungen von Bewußtsein und Motorik spricht.

4.2.4 Delirantes Syndrom

Das delirante Syndrom gehört nach den Ergebnissen dieser Studie zu den sehr seltenen Erscheinungsbildern der akuten Alkoholintoxikation. Insgesamt kam es bei den 722 Fällen nur 4mal vor. Bei genauerer Betrachtung stellte sich außerdem heraus, daß es in 3 Fällen aufgrund eines chronischen Alkoholismus und in 1 Fall im Zusammenhang mit einer medikamentösen Vergiftung entstand. Deshalb erscheint es nach den Ergebnissen als fraglich, das delirante Syndrom den Erscheinungsbildern der akuten Alkoholintoxikation zuzurechnen.

Diese Bedenken werden noch verstärkt bei der Durchsicht der Literatur. Das delirante Syndrom gilt zwar als eine Erscheinungsform des pathologischen Rausches, konnte aber nach Feuerlein [62] bisher nur bei chronischen Alkoholikern beobachtet werden. Schon 1905 bezeichnete es Heilbronner [86] als Fabel, daß ein Nichtpotator nach einmaligem Exzeß ein Delir bekommen könnte. Binder [12] sah dementsprechend die deliriöse Form des pathologischen Rausches als ein abortives Delirium tremens an. Angesichts dieses Zusammenhangs gehört das delirante Syndrom nicht zu den überindividuellen Reaktionsmustern auf die akute Alkoholintoxikation.

100

4.2.5 Paranoid-halluzinatorisches Syndrom

Bei der Durchsicht der Gutachten zeigte sich sehr bald die große Schwierigkeit, die illusionäre Verkennung von den Wahnvorstellungen abzugrenzen, die fließend ineinander übergehen. Die Zordnung wird außerdem bei einer retrospektiven Untersuchung durch die oft bruchstückhaften Informationen erschwert, die auch bei der mosaikartigen Zusammensetzung kein klar erkennbares Bild ergeben. Manchmal enthielten die Zeugenaussagen auch scheinbar widersprüchliche Angaben, die teilweise für, teilweise aber auch gegen eine Erfassung der Gesamtsituation durch den Betrunkenen sprachen. Die Widersprüche lassen sich aber leicht mit der wechselnden Bewußtseinslage des Betrunkenen erklären, der bei erhöhter Konzentration durchaus die Situation noch übersieht, dann aber bei nachlassender Aufmerksamkeit den Einflüssen des Unbewußten stärker ausgesetzt ist, so daß traumartiges Erleben in das bereits getrübte Bewußtsein einbricht und das Denken und Handeln bestimmt. Insofern können auch einzelne inadäquate Äußerungen für die Diagnose einer illusionären Verkennung oder paranoider Vorstellungen von Bedeutung sein.

Aber nicht nur bei der retrospektiven Erfassung, sondern auch bei der Untersuchung des Betrunkenen bestehen außerordentliche Schwierigkeiten in der Abgrenzung. Nach den eigenen Untersuchungen ließ sich bei den stark Betrunkenen mit wechselnder Bewußtseinslage keine gezielte Exploration zur Unterscheidung von illusionärer Verkennung und paranoiden Vorstellungen durchführen, zumal der Betrunkene die Fragen nur unzureichend erfaßte. Eindrucksmäßig sprechen die meist rasch wechselnden Vorstellungsinhalte beim stark Betrunkenen für das Einbrechen flüchtiger Traumphasen, so daß es kaum gelingt, durch Exploration eine systematisierte Wahnthematik herauszuarbeiten.

Die fließenden Übergänge zwischen illusionärer Verkennung und paranoiden Vorstellungen ließen es als zweckmäßig erscheinen, beide Merkmale bei der Erfassung der Daten zusammenzufassen, um nicht eine Genauigkeit vorzutäuschen. Bei dieser Voraussetzung liegt der Anteil von 15 Fällen (5%) bei den Alkoholtätern nicht hoch. In keinem Fall bestanden zur Tatzeit akustische oder optische Halluzinationen. Nach der clusteranalytischen Auswertung besteht eine enge Beziehung zu den Bewußtseinsstörungen. Bei den Patienten mit einer akuten Alkoholintoxikation liegt der Anteil des paranoid-halluzinatorischen Syndroms mit 3,7% im gleichen Bereich wie bei den Alkoholtätern.

In Übereinstimmung mit den Ergebnissen gibt es in der Literatur zahlreiche Hinweise auf Wahnvorstellungen und Sinnestäuschungen bei der akuten Alkoholintoxikation. Die Symptomatik wird dem pathologischen Rausch zugerechnet. Beide Erscheinungsbilder kommen auch isoliert vor, was dann treffender als paranoides Syndrom oder als halluzinatorisches Syndrom bezeichnet wird.

4.2.6 Manisches Syndrom

Das manische Syndrom zählt neben den Störungen von Bewußtsein und Motorik zu den auffälligsten psychopathologischen Veränderungen unter Alkoholeinfluß. Allerdings wird die Alkoholwirkung selten mit diesem Syndrombegriff beschrieben, was angesichts der eindeutigen Alteration eines Normalzustandes verwundert. Vermutlich spielt die permissive Einstellung zum Alkohol dabei eine Rolle, so daß auch die Wirkungen eher als „normal" und nicht als „pathologisch" eingestuft werden. Die charakteristischen Merkmale des leichten und mittleren Rausches sprechen aber für ein manisches Syndrom. Feuerlein [62] beschrieb beispielsweise das Erscheinungsbild des leichten Rausches mit einer Blutalkoholkonzentration von 0,5–1,5 Promille: Herabsetzung der psychomotorischen Leistungsfähigkeit, allgemeine Enthemmung, Stimulation, vermehrter Rede- und Tätigkeitsdrang, Beeinträchtigung der Fähigkeit kritischer Selbstkontrolle, erhöhte Bereitschaft zu sozialem Kontakt, subjektives Gefühl der erhöhten Leistungsfähigkeit. Mittelgradige Räusche mit einer BAK von 1,5–2,5 Promille sind nach Feuerlein gekennzeichnet durch euphorische Glücksstimmung oder aggressive Gereiztheit, Verminderung der Selbstkritik insbesondere gegenüber der eigenen Rolle in der gegenwärtigen Situation, Enthemmung, Einengung des Erlebens auf die unmittelbare und unreflektierte Befriedigung triebhafter Bedürfnisse, situationsabhängigen schnellen Wechsel der Intentionen, Fehlen zielgerichteter Konstanz, Bereitschaft zu primitiven und vorwiegend explosiven Reaktionsweisen. Außerdem kommen nach seiner Beschreibung Benommenheit und psychomotorische Unsicherheit hinzu, die sich dem bereits genannten zweiten typischen Syndrom der Alkoholwirkung zuordnen lassen, nämlich den Störungen von Bewußtsein und Motorik. Bei Ausklammerung der zuletzt genannten Merkmale beschreibt die Aufzählung der psychopathologischen Auffälligkeiten ein manisches Syndrom.

Als das hervorstechende Merkmal des manischen Syndroms gilt nach Hippius [90] die überschießende, situationsunangemessene Hochgestimmtheit. Zweifellos versetzt der Alkohol in eine gehobene Stimmung. Nur so erklärt sich die weltweite Beliebtheit alkoholischer Getränke trotz ihrer bekannten gesundheitsschädigenden Auswirkungen. Ob er allerdings eine situationsunangemessene Hochgestimmtheit hervorruft, darüber läßt sich streiten. Beim Trinken in Gesellschaft fällt sie meist nicht auf, da sich alle im gleichen Zustand befinden, so daß die Fröhlichkeit der Gesamtsituation entspricht. Das pathologische Ausmaß wird erst deutlich, wenn der Alkoholisierte die fröhliche Runde verläßt und seine lärmende Fröhlichkeit in einer situationsunangemessenen Weise beibehält.

Die statistische Auswertung der Ergebnisse dieser Studie bestätigt die Annahme eines manischen Syndroms. Nach der Clusteranalyse läßt es sich sowohl bei den Alkoholtätern als auch bei den alkoholisierten Verkehrsteilnehmern deutlich abgrenzen. Bei letzteren kommt das Syndrom am besten heraus, da bei dieser Untersuchungsgruppe ein umfangreicherer Merkmalskatalog angewandt wurde als bei den Alkoholtätern. Die Einzelauswertung der klinischen Fälle zeigte außerdem als eine besondere Variante den manisch-depressiven Mischzustand.

Die Häufigkeit der manischen Zustandsbilder schwankt gemessen an dem Leitsymptom Euphorie zwischen 3,0% bei den Alkoholtätern und 10,0% bei den alkoholisierten Verkehrsteilnehmern. Der relativ hohe Anteil bei den alkoholisierten Verkehrsteilnehmern überrascht, da nach der Vorführung durch die Polizei eine gereizte oder sogar depressive Gestimmtheit der Situation eher entspricht. Bedenkt man außerdem, daß einige der Betrunkenen kurz vor der Blutentnahme einen Verkehrsunfall mit zum Teil schwerwiegenden Folgen verursachten, dann erscheint die euphorische Stimmungslage erst recht unangemessen. Die Situationsunangemessenheit unterstreicht die Berechtigung, von einem manischen Syndrom zu sprechen.

Die bei der gerichtsmedizinischen Untersuchung situationsinadäquate gehobene Stimmung zeigt sich in einer noch stärkeren Ausprägung bei den von Steigleder [200] ausgewerteten Fällen. Von den 23 437 Verkehrsstraftätern befanden sich 6070 (25,9%) in einer redselig-euphorischen Stimmung. Aus den von Haase [80] genannten Zahlen lassen sich Prozentwerte im gleichen Größenbereich errechnen. Bei den von Polizeiärzten untersuchten Personen mit Verkehrsdelikten ergibt sich ein Anteil von 23,9%, bei den von anderen Ärzten untersuchten Probanden ein Anteil von 14,4%.

Nach den meisten Beschreibungen setzt die euphorisierende Wirkung bereits nach geringem Alkoholkonsum ein. Ein höherer Blutspiegel schließt aber keineswegs ein manisches Syndrom aus, wie sich durch die vorliegende Untersuchung bei den alkoholisierten Verkehrsteilnehmern nachweisen läßt. Nur die Hälfte der im manischen Syndrom zusammengefaßten Symptome korreliert mit der durchschnittlichen Blutalkoholkonzentration, die bei den alkoholisierten Verkehrsteilnehmern 1,7 Promille beträgt. Die anderen Merkmale korrelieren sogar signifikant häufiger mit einem höheren Wert. Ein ähnliches Bild ergibt sich aus den umfangreichen Untersuchungen von Steigleder [200] an Verkehrsstraftätern. Die Probanden mit der höchsten Blutalkoholkonzentration befanden sich am häufigsten in einer redselig-euphorischen Stimmung. Während beispielsweise der Anteil bei einer Blutalkoholkonzentration von 0,6–1 Promille nur 12,5% ausmacht, steigt er in der Gruppe mit 1,1–1,5 Promille auf 21,5% und in der Gruppe mit 1,6–2,0 Promille auf 31,8% an. Den mit 39,3% höchsten Anteil von Probanden in einer redselig-euphorischen Stimmung weist die Gruppe mit einer Blutalkoholkonzentration über 2,5 Promille auf. Den gleichen Trend zeigt auch die Untersuchung von Haase [80]. Die deutliche Zunahme von Untersuchten mit einer gehobenen Stimmung bei einer hohen Blutalkoholkonzentration spricht für ein pathologisches Ausmaß des manischen Syndroms. Während es dem nur mäßig Betrunkenen noch gelingt, sich trotz des Alkoholeinflusses situationsgerecht zu verhalten, ist der hochgradig Alkoholisierte dazu offenbar kaum noch in der Lage.

Forensisch wird nach den übereinstimmenden Ergebnissen auch bei einer höheren Blutalkoholkonzentration zu prüfen sein, ob bereits ein manisches Syndrom stärkerer Ausprägung vorlag. Es wäre unzureichend, nur auf Störungen des Bewußtseins und der Motorik zu achten. Das gilt für alle Delikte, bei denen der Wegfall von Hemmungen den Handlungsablauf begünstigt hat.

4.2.7 Gereizt-aggressives Syndrom

Die gereizt-aggressive Symptomatik findet sich erwartungsgemäß bei allen drei untersuchten Gruppen. Berücksichtigt man die Häufigkeit dieser Symptomatik, so ist die Hervorhebung als eigenständiges Syndrom gerechtfertigt. Immerhin bestand bei 60,9% der Alkoholtäter ein aggressives Verhalten, das damit unter den gesamten psychopathologischen Merkmalen mit Abstand dominiert. Aber auch bei den klinischen Patienten macht die aggressiv-erregte Symptomatik noch einen Anteil von 9,3% aus. Von den alkoholisierten Verkehrsteilnehmern zeigten bei der Blutentnahme 5,3% Aggressionstendenzen und 2% Aggressionshandlungen. Die Zahlen beweisen den hohen Stellenwert der aggressiven Symptomatik bei der Alkoholintoxikation.

Bezogen auf das Symptom der Gereiztheit bzw. der Dysphorie ergeben sich ebenfalls hohe Prozentsätze. Bei den Alkoholtätern beträgt der Anteil 23,1% und bei den alkoholisierten Verkehrsteilnehmern 38,7%. Die klinischen Patienten weisen diese Symptomatik allerdings nur in 5,3% der Fälle auf. Da aber bei den Patienten im Gegensatz zu den beiden anderen Untersuchungsgruppen nicht die einzelnen Symptome erfaßt wurden, sondern nur die Leitsyndrome, muß auch bei den klinischen Patienten mit einem wesentlich höheren Anteil gerechnet werden.

Wegen des gehäuften Zusammentreffens von Gereiztheit und Aggressivität und wegen der engen psychopathologischen Beziehung empfiehlt sich die Zusammenfassung der beiden Merkmale unter einem Syndrombegriff, was aber im Einzelfall die Trennung der Begriffe nicht ausschließt. Das gereizt-aggressive Syndrom überschneidet sich teilweise mit dem von Hippius

[90] als Syndrombegriff hervorgehobenen Erregungszustand. Da aber der Erregungszustand eines Betrunkenen fast ausnahmslos mit Aggressivität einhergeht, Aggressivität aber wie im Falle der Bedrohung oder Beleidigung nicht immer mit einer Erregung, eignet sich das gereizt-aggressive Syndrom besser zur Charakterisierung von Rauschzuständen als der Erregungszustand.

Sowohl nach dem Ergebnis bei den Alkoholtätern als auch bei den alkoholisierten Verkehrsteilnehmern besteht eine enge Beziehung zwischen dem gereizt-aggressiven Syndrom und dem depressiven sowie dem manischen Syndrom. Besonders deutlich kommt die Kombination der depressiven und aggressiven Symptomatik bei den Alkoholtätern zum Ausdruck, bei denen sie nach der Clusteranalyse einen Symptomenverband bildet. In der Klinik wurden die Mischzustände ebenfalls beobachtet. Es handelt sich dabei um rasch wechselnde Affekte vorwiegend depressiver und gereizt-aggressiver Färbung, die bei dem Betrunkenen oft unvermittelt ohne erkennbaren Anlaß umschlagen und deshalb in der Betreuung erhebliche Schwierigkeiten bereiten. Meist läßt sich eine bereits vor dem Trinken vorhandene depressive Gestimmtheit feststellen. Unter dem enthemmenden Einfluß des Alkohols wird vermutlich die aufgestaute Spannung durch Ärger, Frustrationen und Enttäuschungen freigesetzt. Die Durchmischung von depressiver Gestimmtheit und Aggressivität kommt aber nicht nur unter Alkoholeinfluß vor, wie Mende [141] in seiner Darstellung über forensische Komplikationen bei depressiven Syndromen ausführte.

Bei den Alkoholtätern fällt auf, daß die partielle Amnesie gehäuft im Symptomenkomplex des gereizt-aggressiven Syndroms enthalten ist und nicht bei den Störungen von Bewußtsein und Motorik. Dies kann ein Hinweis auf die gerade bei Affekttätern starke Neigung zur Verdrängung sein. Als Erklärung kommt aber auch eine Bewußtseinsstörung durch den Affekt in Frage, die sich potenzierend auf die alkoholbedingte Bewußtseinsstörung auswirken kann.

In der Literatur ist das Vorkommen der gereizt-aggressiven Symptomatik unter Alkoholeinfluß unbestritten, so daß sich das Eingehen auf Fundstellen erübrigt. Einen Vergleich mit der Literatur erfordert aber die hier gewählte Bezeichnung des Syndroms. In der Klinik bekannter sind der Erregungszustand oder das dysphorische Syndrom. Die bei den forensischen Fällen dominierende aggressive Komponente sollte aber der Bedeutung entsprechend stärker zum Ausdruck gebracht werden. In die gleiche Richtung der engen Beziehung von Gereiztheit und Aggressivität weisen auch die Ergebnisse anderer statistischer Untersuchungen zur Objektivierung psychopathologischer Syndrome. Einen ähnlichen Symptomenkomplex fanden Mombour et al. [149] bei der faktorenanalytischen Auswertung psychopathologischer Befunde von verschiedenartigen Krankheitsbildern, den sie in Anlehnung an Lorr als „aggressive Gereiztheit" bezeichneten. Baumann [6] nannte eine entsprechende Symptomengruppierung ein „Hostilitätssyndrom". Aufgrund der weitgehenden Übereinstimmung mit den Ergebnissen ähnlicher Untersuchungen läßt es sich vertreten, mit dem Syndrombegriff von den in der Klinik gebräuchlichen Bezeichnungen abzuweichen.

4.2.8 Depressives Syndrom

Die Beschreibungen der Alkoholwirkung enthalten zahlreiche gegensätzliche Aspekte: psychomotorische Erregung und Dämpfung, bis zur Erregung und Aggressivität gesteigerte Gereiztheit und Beruhigung, Gespanntheit und Entspannung, beschleunigtes und verlangsamtes Denken, Steigerung und Verminderung der Kontaktfähigkeit, Zuwendung und Rückzug, Enthemmung und Stupor, Labilität und Ausgeglichenheit, Empfindsamkeit und Stumpfheit, Rededrang und Schweigen, Geltungsdrang und Selbstvorwürfe, Fremd- und Selbstgefährdung. Angesichts der vielfältigen Polaritäten verwundert es daher nicht, wenn neben dem manischen Syndrom auch das depressive Syndrom und die Suizidalität als psychopathologische Auffälligkeiten bei der Alkoholintoxikation herausgestellt werden.

Mit Hilfe der Clusteranalyse ließ sich in der vorliegenden Studie sowohl bei den Alkoholtätern als auch bei den alkoholisierten Verkehrsteilnehmern ein depressives Syndrom abgrenzen. Nach dem Leitsymptom depressiv macht das depressive Syndrom bei den Alkoholtätern zur Tatzeit einen Anteil von 14,0% und bei den alkoholisierten Verkehrsteilnehmern bei der Blutentnahme 8,0% aus. Wesentlich darüber liegt der Anteil des depressiven Syndroms verständlicherweise bei den stationär aufgenommenen Patienten mit 35,9%, da sich wegen der engen Beziehung der Depressivität und der Suizidalität eine stationäre Beobachtung oft nicht umgehen läßt.

Der differenzierten psychopathologischen Erfassung ist es wahrscheinlich zuzuschreiben, daß sich bei den alkoholisierten Verkehrsteilnehmern zwei Cluster abzeichneten, die für ein agitiert-depressives und ein gehemmt-depressives Syndrom sprechen. Bei den Alkoholtätern zeigte sich außerdem der bereits im Zusammenhang mit dem aggressiven Syndrom beschriebene Mischzustand der depressiven und aggressiven Symptomatik. Die gesonderte Betrachtung der klinischen Fälle ergab weitere Nuancen wie ein depressiv-klagsames, ein depressiv-ängstliches, ein depressiv-gereiztes und ein depressiv-manisches Zustandsbild.

In der Literatur lassen sich zahlreiche Hinweise auf depressive Zustände unter Alkoholeinfluß finden, so daß es weniger um die Frage des Vorhandenseins als um die Frage der Ätiologie geht, auf die aber erst nach der Beschreibung der wesentlichen psychopathologischen Syndrome eingegangen werden soll, da sich trotz der Verschiedenheit in der Psychopathologie gewisse Grundzüge in der Genese erkennen lassen, die für eine zusammenfassende Erörterung nach ätiologischen Gesichtspunkten sprechen.

4.2.9 Suizidalität

Ein depressives Syndrom mit Suizidalität gilt klinisch als Notfall, der eine erhöhte Wachsamkeit des Betreuers erfordert. Dementsprechend weist die Suizidalität auf ein schweres depressives Syndrom hin, so daß forensisch eine Verminderung oder sogar Aufhebung der Schuldfähigkeit in Betracht kommen kann. Die herausragende klinische und forensische Bedeutung spricht für eine Abgrenzung der Suizidalität vom depressiven Syndrom.

Das suizidale Syndrom ist nach Hippius [90] gekennzeichnet durch Gefühle, Strebungen und Impulse, die sich in einer gegen die eigene Person gerichteten Aggression ausdrücken. Die Alkoholwirkung verstärkt den Eindruck einer aussichtslos erscheinenden Situation. Es kommt zur Einengung des Bewußtseins und damit wegen der mangelnden Bezugsmöglichkeiten zur überwertigen Bedeutung bestimmter Bewußtseinsinhalte. Eine depressive Stimmung kann dadurch leicht in das Gefühl der Ausweglosigkeit ausmünden, das den Suizid als einzige Konsequenz erscheinen läßt. Aber der Alkohol kann durch die Enthemmung auch den gegenteiligen Effekt hervorrufen, indem er die gegen die eigene Person gerichtete Aggressivität freisetzt. Aus diesem Blickwinkel stellt sich die Fremdaggression als ein Selbstschutz dar, da die Spannungsabfuhr eine Entlastung herbeiführt. Dementsprechend sind gerade unter Alkoholeinfluß die Suizidalität und die Aggressivität benachbarte Phänomene.

Nach den Untersuchungsergebnissen liegt die Suizidalität bei den in der Klinik aufgenommenen alkoholisierten Patienten mit 15,2% erwartungsgemäß am höchsten. In den meisten Fällen zwingt die Akuität zur stationären Aufnahme, so daß der Anteil bei den stationär aufgenommenen Patienten zwangsläufig hoch sein muß. Weitaus geringer fallen die Prozentsätze bei den Alkoholtätern mit 3,3% und bei den alkoholisierten Verkehrsteilnehmern mit 0,7% aus.

Das suizidale Syndrom geht nicht nur mit einer depressiven Symptomatik einher, sondern zeigt auch – wie bei dem depressiven Syndrom – zahlreiche Varianten mit klagsamem Verhalten, Ängstlichkeit, Gereiztheit, Aggressivität und sogar manischer Symptomatik im Sinne eines depressiv-manischen Mischzustandes. Die Unterformen besitzen aber im Vergleich zu dem Leitsyndrom weder klinische noch forensische Relevanz. Sie werden nur am Rande erwähnt, um die Variationsbreite hervorzuheben.

Einen mit 17% gleich hohen Anteil suizidaler Syndrome bei klinischen Fällen mit einer Alkoholintoxikation fanden Feuerlein et al. [61]. Nach Mayfield u. Montgomery [136] lassen sich *zwei Formen* des suizidalen Syndroms bei der Alkoholintoxikation abgrenzen, die sich nach Ätiologie, Ausgang und Möglichkeiten der Intervention voneinander abheben. Bei der einen Form steht das *Abreagieren* nach Streitigkeiten im Vordergrund. Dieser Typ geht mit Aggressionen und motorischer Unruhe einher, führt aber nur selten zu schweren Verletzungen. Die andere Form entwickelt sich aus einer zunehmenden *Depression* mit Antriebsschwäche und sozialem Rückzug. Die Depression wird als Begleiterscheinung einer längeren Trinkperiode aufgefaßt. Da der Suizid in Ruhe vorbereitet wird, sind oft schwere Verletzungen die Folge.

4.2.10 Angstsyndrom

In der vorliegenden Studie erwies sich das Merkmal Angst nach der Clusteranalyse gehäuft als isoliertes Symptom. Das Ergebnis spricht für die Hervorhebung als eine eigenständige psychopathologische Störung, was jedoch eine Kombination mit anderen psychopathologischen Syndromen keineswegs ausschließt. In Betracht kommt z. B. das gemeinsame Auftreten mit den Störungen von Bewußtsein und Motorik, aber auch mit dem depressiven Syndrom, paranoiden Syndrom und gereizt-aggressiven Syndrom.

In der vorliegenden Studie spielte das Angstsyndrom bei den Alkoholtätern mit 12,7% eine wesentliche Rolle. Dies hängt wahrscheinlich mit der alkoholbedingten Einengung des Bewußtseins zusammen, die schon eine kaum bedrohliche Situation als ausweglos erscheinen läßt und überschießende angstgefärbte Reaktionen begünstigt, die sich nicht selten in Gewalttätigkeiten gegen einen vermeintlichen Gegner äußern. Als Alternative zum Angriff bietet sich beim Vorherrschen von Angst die Flucht an, die den Angstaffekt durch Distanz zum angstauslösenden Objekt abklingen läßt. Beide Formen der Angstabwehr können erhebliche Konflikte mit der Umgebung hervorrufen. Als Deliktformen kommen z. B. die Körperverletzung oder die Fahrerflucht in Betracht. Die kriminogene Wirkung einer starken Angst dürfte wohl der Grund für das verhältnismäßig häufige Vorkommen des Angstsyndroms bei den Begutachtungsfällen sein. Im Vergleich dazu wurde das Angstsyndrom bei den alkoholisierten Verkehrsteilnehmern mit nur 2,7% wesentlich seltener beobachtet. Noch seltener zeigte sich der Angstaffekt (0,6%) bei der Blutuntersuchung der Klinikpatienten.

Aus isolierten Merkmalen auf ein Syndrom zu schließen, läßt sich am ehesten dann vertreten, wenn das Merkmal als Leitsymptom eines klinisch bekannten Syndroms gilt. Das trifft bei der Angst zu. In der Literatur gibt es zahlreiche Hinweise auf den Angstaffekt im Zusammenhang mit der Alkoholintoxikation. In vielen Beschreibungen des pathologischen Rausches wird die Angst als eines der wesentlichen Merkmale neben der Bewußtseinsstörung und der Erregung herausgestellt. Aber das Angst-Syn-

108

drom wurde in der älteren Literatur auch als eigenständiges Zustandsbild
herausgearbeitet, wie z. B. von Schroeder [188], der es den transitorischen
Alkoholpsychosen zuordnete. Erfahrungsgemäß wird allerdings in der Regel von einem gemeinsamen Auftreten der Angst mit anderen Syndromen
auszugehen sein. Das sollte aber kein Grund sein, sie bei der Syndromdiagnose nicht zu berücksichtigen. Selbst beim gemeinsamen Auftreten mit anderen psychopathologischen Störungen ist die Hervorhebung der Angst als
Syndrom berechtigt, wenn sie zu einem bestimmenden Faktor für das Handeln wird. Angst und kurzschlüssiges Handeln können eng benachbarte
Phänomene sein, so daß die Symptomatik klinisch und forensisch eine besondere Beachtung verdient.

4.2.11 Sexuelle Erregung

Bei Sexualstraftätern erweist sich das sexuelle triebhafte Handeln oft als die
vorherrschende psychopathologische Auffälligkeit zur Tatzeit, die im Rahmen dieser Studie mit der sexuellen Erregung bezeichnet wird. Wie bei den
anderen genannten Syndromen dient die Bezeichnung nur zur phänomenologischen Charakterisierung. Es bleibt offen, was sich hinter dem sexuellen
triebhaften Handeln verbirgt, ob es sich also um eine Potenzsteigerung handelt, um ein starkes sexuelles Verlangen ohne Potenzsteigerung oder um eine – womöglich durch den Alkoholeinfluß begünstigt – plötzliche Aktua-
lisierung vorbestehender bewußter oder unbewußter sexueller Phantasien.

Dem hohen Anteil der Sexualdelikte entsprechend stand die sexuelle Erregung bei einer großen Zahl der Alkoholtäter (26,4%) im Vordergrund. Im
Vergleich dazu ließen sich den Krankengeschichten der klinischen Patienten keine Informationen zur Sexualität entnehmen. Aus dem Fehlen der
Angaben lassen sich aber keine Schlußfolgerungen auf die Sexualität ziehen, da eine Exploration in dieser Richtung wohl bezweifelt werden kann.
Verständlicherweise finden sich deshalb erst recht keine Angaben bei den
gerichtsmedizinisch untersuchten Probanden.

Bei den wenigen Informationen aus den Untersuchungsergebnissen
kommt dem Literaturvergleich ein besonderes Gewicht zu. Die zahlreichen
Darstellungen dieses Themas in der belletristischen Literatur lassen auch
im wissenschaftlichen Schrifttum ein umfangreiches Material vermuten. Bei
der Beschreibung der Rauschsymptomatik finden sich aber nur selten Hinweise auf eine sexuelle Erregung. Es sieht danach fast so aus, als handele es
sich um eine seltene Begleiterscheinung des Trinkens. Zu denken gibt aber
eine von Sixt [196] durchgeführte Befragung von Alkoholkonsumenten
nach den subjektiv erlebten Alkoholwirkungen. 41,5% der 236 Befragten
nannten ein zunehmendes Interesse am anderen Geschlecht, 35,6% ein ab-
nehmendes und 21,2% ein gleichbleibendes. Nur 1,7% sahen eine Abhän-

gigkeit des Interesses von der Stimmung und Gesellschaft. Am deutlichsten trat die Stimulation bei den Frauen in Erscheinung, von denen 53,7% eine Zunahme des Interesses und nur 14,9% eine Abnahme feststellten.

Bemerkenswert ist außerdem an den Befragungserhebungen von Sixt [196], daß ein gesteigertes Interesse offenbar nicht von der Alkoholmenge abhängt. 42,9% der Befragten gaben ein zunehmendes Interesse bei einem leichten Schwips an, 50% bei einem stärkeren Schwips und 39,3% bei einem Rausch. Im Vergleich dazu geht das abnehmende Interesse aber offensichtlich mit dem ansteigenden Alkoholisierungsgrad einher, da 14,2% bei einem Schwips, 22,7% bei einem stärkeren Schwips und 40,5% bei einem Rausch ein vermindertes Interesse nannten. Wenn sich die von Sixt gebrauchte Formulierung des „Interesses für das andere Geschlecht" auch nur bedingt mit einer sexuellen Erregung vergleichen läßt, so weisen die Zahlen doch darauf hin, daß die sexuell stimulierende Wirkung des Alkohols in der Fachliteratur unterschätzt wird. Dies läßt sich auch einer Studie von Beckman [7] entnehmen, die sich mit den sexuellen Empfindungen und Verhalten von Alkoholikerinnen und Gesunden befaßt. Von den 103 gesunden Frauen nannten 29% ein verstärktes Verlangen nach sexuellen Beziehungen im Zusammenhang mit dem Trinken und 32% mehr Freude an sexuellen Beziehungen. 25% nahmen nach ihren Angaben verstärkt sexuelle Beziehungen auf. Noch wesentlich höhere Prozentsätze ergaben sich bei den Alkoholikerinnen. Die Befragungsergebnisse von Sixt und Beckman sprechen für eine sexuelle Erregung unter Alkoholeinfluß, die daher in Übereinstimmung mit den Ergebnissen der vorliegenden Studie als besonderes Merkmal hervorgehoben werden sollte.

4.2.12 Amnestisches Syndrom

Von den Alkoholtätern machten 34,1% eine partielle und 11,7% eine totale Amnesie geltend. Die Amnesie gehört damit bei dieser untersuchten Gruppe zu den häufigsten psychopathologischen Auffälligkeiten. Bei der clusteranalytischen Auswertung wurde das Merkmal „partielle Amnesie" aber nicht wie erwartet bei den Störungen von Bewußtsein und Motorik festgestellt, sondern im Symptomenverband des gereizt-aggressiven Syndroms. Als Erklärung bietet sich eine wechselseitige Potenzierung durch das Zusammenwirken von Alkoholeinfluß und hochgradigem Affekt an.

Anders stellen sich die Verhältnisse bei der totalen Amnesie dar. Das immerhin bei 11,7% der Fälle vorhandene Merkmal korrelierte nach der Clusteranalyse nicht mit anderen Merkmalen. Da ein eindeutiger Zusammenhang weder mit den Störungen von Bewußtsein und Motorik noch mit dem gereizt-aggressiven Syndrom zu erkennen ist, kommen zwei Möglichkeiten in Frage: eine totale Amnesie als eigenständiges Syndrom und die

Schutzbehauptung, die gerade bei Straftätern immer wieder erwogen werden muß. Sie soll das Tatgeschehen verschleiern oder einen schweren Rausch vortäuschen. Zur Abklärung dieser Frage ließ sich nicht auf klinische Fälle zurückgreifen, da die Krankengeschichten nur selten Angaben zur Amnesie enthielten. Auch die Untersuchung der alkoholisierten Verkehrsteilnehmer erbrachte zu dieser Frage keine Aufschlüsse, weil sich die zur Abklärung einer Amnesie notwendige Nachuntersuchung nicht durchführen ließ. So bleibt nur die Literatur zur Beantwortung.

In der Literatur gilt die Amnesie als Begleitzeichen des Rausches als unbestritten. Zahlreiche experimentelle Studien von Birnbaum et al. [15, 16], Goodwin et al. [75, 76, 77], Heber u. Kryspin-Exner [84], Jones u. Jones [103], Lisman [129], Milone et al. [147], Rosen u. Lee [178], Ryback [180, 181] bestätigen die Störungen des Gedächtnisses durch Alkohol. Aus klinischer und forensischer Sicht sind vor allem die Trinkversuche von Ryback [180] bemerkenswert wegen der Aussagen zum Erscheinungsbild und zur Dauer. Bei 5 von 7 Alkoholikern stellte Ryback während der 7- bzw. 12tägigen Trinkversuche Blackouts fest, und zwar meist im Zusammenhang mit einem raschen Anstieg der Blutalkoholkonzentration. Entsprechend dem toxischen Einfluß betraf die Amnesie häufiger einen Zeitabschnitt als ein bestimmtes Vorkommnis. Der Beginn der Amnesie konnte von dem Betroffenen später meist genau angegeben werden. Die Dauer des Blackouts variierte zwischen 9 Stunden und 3 Tagen (!). In den betreffenden Zeitabschnitten bestand eindrucksmäßig eine Beeinträchtigung des Kurzzeitgedächtnisses, die sich in kurzfristigen Wiederholungen gleicher Fragen zeigte. Obwohl intoxikiert, wirkten die Versuchspersonen sonst „normal“. Die Verlaufsbeschreibung der Gedächtnisstörungen läßt an eine totale Amnesie denken, die demnach häufiger zu sein scheint, als in der forensischen Psychiatrie oft angenommen wird. Dafür sprechen auch die Erhebungen von Goodwin et al. [74], nach denen von 100 mit einem strukturierten Interview befragten Alkoholikern 36% „en bloc blackouts“ angaben. Diese sind charakterisiert durch bestimmbaren Beginn, Fehlen einer Zeitstrecke mit Erinnerungslosigkeit an bedeutsame Erlebnisse, meist totale Erinnerungslücke, meist fehlende terminale Abgrenzung, meist Fortdauer des Erinnerungsverlustes. Nach Fremdbeobachtungen soll sich das Verhalten der Alkoholiker während der amnestischen Perioden nicht merklich von dem jeder anderen Person unterschieden haben, die getrunken hat. Einige sollen sogar während der Zeitspanne weniger intoxikiert gewirkt haben als zu anderen Gelegenheiten. Drei der Alkoholiker berichteten von Blackouts mit einer Dauer über 48 (!) Stunden.

Nach der experimentellen Untersuchung und nach der Befragung kommt die totale Amnesie zumindest nicht selten vor. In die gleiche Richtung weist der verhältnismäßig hohe Anteil nach der vorliegenden Studie. Insgesamt hatten bei der Begutachtung 35 der 299 Alkoholtäter einen totalen Erinnerungsverlust (11,7%) angegeben. Nur in 3 Fällen fanden die Gutachter keine ausreichende medizinische Begründung, so daß die Alkoholtäter mit einer totalen Amnesie auch nach der Beurteilung durch die Gutachter immerhin einen Anteil von 10,7% ausmachen. Nach diesen Zahlen spielt die Schutzbehauptung nur eine untergeordnete Rolle. Als Kriterien der totalen Amnesie kommen die von Goodwin et al. [74] auf klinischer Basis herausgearbeiteten Kennzeichen der „en bloc blackouts" in Betracht. Eine davon abweichende Konstellation kann aber nicht als Beweis für eine Schutzbehauptung gewertet werden.

Nach anderen Kriterien zu beurteilen ist nach klinischer und forensischer Erfahrung die partielle Amnesie. Diese von Goodwin et al. [74] auch als „off-and-on type of memory loss" bezeichnete Form der Amnesie betrifft vorwiegend bestimmte Ereignisse. Nach den Angaben der von Goodwin et al. befragten Personen nimmt die Rückerinnerung mit wachsendem Zeitabstand zu, und zwar entweder spontan oder durch Gespräche über die zurückliegenden Vorkommnisse. Diese Feststellungen von Goodwin et al. decken sich mit den forensischen Erfahrungen. Eine Abnahme der amnestischen Lücke im Verlaufe von Tagen bis Wochen nach der Intoxikation wird daher aus forensischer Sicht als ein Hinweis auf die Echtheit gewertet. Aus einem davon abweichenden Verlauf läßt sich aber nicht mit Sicherheit auf das Gegenteil schließen. Abklärung und Beurteilung erfordern die Einbeziehung weiterer Symptome der Alkoholintoxikation und die Bewertung von konstellierenden Faktoren. Aber selbst bei sorgfältigem Abwägen wird ein Rest Unsicherheit bleiben. Rasch [170] empfahl daher Zurückhaltung hinsichtlich der Schlußfolgerungen. Die einzige Möglichkeit zu beweisen, daß keine Erinnerungslücke bestehe, sei ihr Widerruf durch den Täter selbst, aber auch nur dann, wenn seine späteren Angaben mit dem objektiv ermittelten Tathergang übereinstimmen. Mit dieser berechtigten Warnung soll die Bedeutung der diagnostischen Abklärung einer Amnesie nicht in Frage gestellt werden. Jeder Einzelfall erfordert die Überprüfung der medizinischen Voraussetzungen einer Amnesie. Es empfiehlt sich aber, die Ergebnisse der Untersuchung nicht als Beweise sondern als Hinweise darzustellen, um bei dem Juristen nicht den Eindruck gesicherter medizinischer Erkenntnisse zu erwecken.

Abschließend bleibt die Frage nach der Berechtigung zu erörtern, die Amnesie herauszustellen. Gegen eine Abgrenzung läßt sich einwenden, daß die Amnesie bei der Alkoholintoxikation wohl kaum ohne gleichzeitige mehr oder minder ausgeprägte Bewußtseinsstörung auftreten wird. Insofern wäre es sinnvoller, die Amnesie den Bewußtseinsstörungen zuzuordnen. Auf der anderen Seite kann aber die Amnesie im Vergleich zu der Bewußtseinsstörung so sehr im Vordergrund stehen, daß mit der Hervorhebung der Bewußtseinsstörung ein falscher Akzent gesetzt würde. Zweifellos kann die Amnesie nach den zitierten experimentellen Untersuchungen und nach der Darstellung von Goodwin et al. eindeutig unter den Auffälligkeiten vorherrschen. In die gleiche Richtung weist die clusteranalytische Auswertung in dieser Studie, nach der das Merkmal der totalen Amnesie häufiger isoliert als in Kombination mit anderen Merkmalen vorgekommen ist. Aus diesen Gründen läßt es sich vertreten, die Gedächtnisausfälle herauszustellen, entweder als Amnesie bei isoliertem Auftreten oder als amnestisches Syndrom bei Kombination mit Begleiterscheinungen wie Störungen der Auffassung, Aufmerksamkeit und Konzentrationsfähigkeit.

4.3 Pathogenese der Syndrome

Nach der vorliegenden Studie lassen sich bei der Alkoholintoxikation zahlreiche Leitsyndrome abgrenzen. Das zeitliche Zusammentreffen der psychopathologischen Veränderung mit der Alkoholintoxikation beweist aber noch keineswegs einen ursächlichen Zusammenhang. Es gibt lediglich den Hinweis auf eine mögliche Beziehung. Ebensogut kann die wesentliche Ursache der Auffälligkeiten unter Alkoholeinfluß in einer bereits vor der Alkoholintoxikation vorhandenen Alteration der Persönlichkeit liegen. Zur Erfassung der überindividuellen Reaktionsmuster auf die akute Alkoholintoxikation mußte daher versucht werden, die verschiedenen Bedingungsfaktoren voneinander abzugrenzen, um den Stellenwert des Faktors Alkohol an der Syndromgenese zu bestimmen.

Die Abklärung geht zunächst von den in der vorliegenden Studie erkennbaren Tendenzen aus. Beim Vergleich mit der Literatur wird vorwiegend auf experimentelle Untersuchungen oder Datenerhebungen anderer Art Bezug genommen. Die Diskussion orientiert sich an drei Gesichtspunkten: psychopharmakologische Wirkung, akuter exogener Reaktionstyp (Bonhoeffer), konstellierende Faktoren. Dabei werden unter dem *pharmakologischen Aspekt* diejenigen Zustandsbilder subsumiert, die sich nach den Ergebnissen dieser Studie und nach der Literatur als *typisch* für den Alkohol herausgestellt haben. Es sind dies die *spezifischen Reaktionen* des Körpers auf die Intoxikation. Sie lassen sich auch als die *Leitsyndrome* oder *Leitmerkmale* bezeichnen.

Auch als Leitsyndrom dürfen sie aber nicht als pathognomisch für die Alkoholintoxikation angesehen werden.

Den spezifischen Reaktionen werden die *unspezifischen Reaktionen* im Sinne des akuten exogenen Reaktions*typus* (Bonhoeffer) gegenübergestellt, die eine Vielzahl *verschiedenartiger* psychopathologischer Erscheinungsbilder hervorrufen. Von vornherein wird davon ausgegangen, daß zwischen beiden Reaktionsformen fließende Übergänge bestehen, die einer scharfen Abgrenzung entgegenstehen. In einem dritten Abschnitt werden die konstellierenden Faktoren hinsichtlich ihres Einflusses auf die Syndrome diskutiert.

Der Abgrenzung der syndromgenetischen Faktoren kommt forensisch eine größere Bedeutung zu als klinisch. Gerade bei Alkoholtätern stellt sich immer die Frage nach einer vom Beschuldigten ausgehenden Gefahr für die Öffentlichkeit aufgrund ähnlicher Delikte. Sowohl im Interesse des Betroffenen als auch der Allgemeinheit sollte eine Abklärung erfolgen, um ggfs. eine Behandlung einzuleiten. Der Abklärung der Syndromgenese kommt daher eine große praktische Bedeutung für die Beurteilung der Prognose und für den Behandlungsplan zu.

4.3.1 Psychopharmakologische Aspekte

In der psychopharmakologischen Klassifikation gehört das Psychopharmakon Alkohol nach Diehn und Hippius [50] wegen seiner anregenden Wirkung auf die Psyche zu den *Psychoanaleptika* und wegen seiner in höherer Dosierung dämpfenden Wirkung zu den *Psycholeptika*. Die durch Alkohol hervorgerufene Erregung, für die Kraepelin [113] in seinen grundlegenden experimentellen Studien erstmals Hinweise fand, ist heute physiologisch nach einer Zusammenstellung von Pohorecky [164] gut dokumentiert. Alkohol zählt aber auch zu den *Narkotika* [68, 71, 156, 192]. Frey [68] bezeichnete den Alkoholrausch als die älteste und am besten studierte Form der Narkose. Als Narkotikum bewirkt Alkohol ebenfalls sowohl eine Erregung als auch eine Dämpfung, da vor dem Eintritt des hypnotisch-narkotischen Stadiums eine Phase der Erregung durchlaufen wird.

Die gegensätzlichen Effekte des gleichen Pharmakons im Zentralnervensystem erklärte Coper [41] mit der Funktionsbeeinträchtigung exzitatorischer und inhibitorischer Synapsen, die eine Störung des funktionellen Gleichgewichts zur Folge hat. Die Vielfalt der Eiweiß- und Lipoidbestandteile der Zellmembranen, die keineswegs einheitlich auf Alkohol reagieren, bewirkt nach seiner Darstellung eine unterschiedliche Empfindlichkeit der Zellen und der einzelnen Reaktionsschritte. Dadurch kann ein lokales Überwiegen von Erregungs- oder Dämpfungsphänomenen entstehen. Dieses pharmakologische Modell macht nicht nur die gegensätzlichen Effekte des gleichen Pharmakons verständlich, sondern auch die großen inter- und intraindividuellen Unterschiede in den Reaktionen auf Alkohol.

Analog zum pharmakologischen und physiologischen Erscheinungsbild des Alkohols müßte sich auch in psychischer Hinsicht ein *bipolares Wirkungsspektrum* abzeichnen. Die Abklärung dieser Frage setzt voraus, die alkoholbedingten Syndrome von denen anderer Ursache abzutrennen. Eine alkoholbedingte Syndromgenese wird am ehesten dann anzunehmen sein, wenn die Symptomatik parallel zur Alkoholintoxikation verläuft, d. h. im engen zeitlichen Zusammenhang mit der Alkoholisierung beginnt und endet. Der parallele Verlauf kann zwar nicht als der Beweis für den ursächli-

114

chen Zusammenhang gelten, ist aber ein gewichtiger Hinweis. Läßt sich eine über die Zeitspanne der Alkoholisierung hinausgehende Symptomatik nachweisen, verliert der Alkohol an ursächlicher Bedeutung. Allenfalls kommt er als Teilfaktor im Rahmen einer multifaktoriellen Genese in Betracht, wenn z. B. unter dem Alkoholeinfluß eine bereits vor der Intoxikation bestehende psychische Störung akzentuiert wird.

Ein im wesentlichen zeitgleicher Verlauf zwischen Symptomatik und Alkoholintoxikation ergab sich nach der statistischen Auswertung der psychopathologischen Auffälligkeiten der Alkoholtäter bei den Störungen von Bewußtsein und Motorik, der Desorientiertheit, der illusionären Verkennung bzw. dem paranoiden Syndrom und dem manischen Syndrom. Das Ergebnis einer engen Beziehung dieser Syndrome mit der Alkoholintoxikation entspricht der Erwartung, denn es handelt sich um die zwei bereits herausgestellten wesentlichen Aspekte der Alkoholwirkung. Die Störungen von Bewußtsein und Motorik, die Desorientiertheit und die illusionäre Verkennung lassen sich mit der *hypnotisch-narkotisierenden* bzw. *dämpfenden* Wirkung des Alkohols in Verbindung bringen und das manische Syndrom mit der *manischen* bzw. *stimulierenden* Wirkung des Alkohols.

Die anhand der Verlausanalyse bei den klinischen Fällen gewonnenen Ergebnisse decken sich weitgehend mit denen bei den Alkoholtätern. Im Vergleich zu den Alkoholtätern stand bei den Patienten eine Verlaufsbeobachtung zur Verfügung, die eine besser abgesicherte Aussage über den Syndromverlauf und demgemäß zur Syndromgenese zuläßt. Bei 58,6% der Patienten war am Tag nach der Alkoholintoxikation eine Besserung eingetreten. Die bemerkenswert hohe Besserungsrate bei 3 von 5 Patienten spricht für den Alkohol als einen wesentlichen Teilfaktor der Syndromgenese. Anteilmäßig besteht die höchste Besserungsrate bei dem aggressiv-erregten Syndrom (75,0%), den Störungen von Bewußtsein und Motorik (67,9%), dem depressiven Syndrom (59,4%) und dem manischen Syndrom (57,1%). Die niedrigste Besserungsquote zeigten das suizidale (37,5%) und das dysphorische Syndrom (37,5%). Ein ähnliches Bild ergibt sich unter Berücksichtigung der Aufenthaltsdauer. Innerhalb von 24 h wurden am häufigsten diejenigen Patienten entlassen, die während der Alkoholintoxikation ein aggressiv-erregtes Syndrom (56,7%), Störungen von Bewußtsein und Motorik (52,3%) und ein manisches Syndrom (47,8%) boten. Demnach verlaufen die Störungen von Bewußtsein und Motorik, das aggressiv-erregte, das manische und das depressive Syndrom gehäuft parallel zur Alkoholintoxikation, so daß bei diesen Syndromen der Alkohol als wesentlicher ursächlicher Faktor in Frage kommt.

Da im Vorfeld des depressiv-suizidalen und des aggressiven Syndroms sowohl bei den Alkoholtätern als auch bei den intoxikierten Patienten ähnliche Störungen bestanden, kann in vielen Fällen von einer *Akzentuierung* einer bereits vorbestehenden Störung ausgegangen werden. In diesen Fällen kommt dem Alkohol die Rolle eines Teilfaktors bei der Syndromgenese zu. Wie diese mitverursachende, potenzierende Wirkung zustande kommt, läßt sich nur vermuten. Wahrscheinlich läßt sich die Akzentuierung auf die alkoholbedingte Bewußtseinseinengung und auf die von Rasch [169] beschriebene toxische Reizoffenheit zurückführen, die beide zu einer Verstärkung bereits bestehender Störungen führen können. Bei der Bewußtseinseinengung kann beispielsweise eine schwierige Situation wegen der mangelnden Abstraktionsfähigkeit eine überwertige Bedeutung erlangen, so daß eine Ausweglosigkeit vorgetäuscht wird, die sich verstärkend auf suizidale Tendenzen auswirkt. Neben der Bewußtseinseinengung und der toxischen Reizoffenheit kommt als Ursache der Akzentuierung wahrscheinlich auch die Enthemmung und möglicherweise auch ein direktes oder indirektes Einwirken des Alkohols auf die verschiedenartigen affektsteuernden Strukturen des Gehirns in Betracht.

Als vierte Besonderheit fiel im Zusammenhang mit der Alkoholintoxikation der Syndromwechsel auf, der sich am besten mit einer *Labilisierung der Affekte* charakterisieren läßt. Am häufigsten zeigte sich sowohl bei den Alkoholtätern als auch bei den alkoholisierten Patienten eine enge Beziehung zwischen der depressiven und der aggressiven Symptomatik. So befand sich beispielsweise nahezu jeder fünfte aggressive Täter im engen Tatzusammenhang in einem aggressiv-depressiven Mischzustand. Offenbar hat der Alkoholeinfluß das Umschlagen einer Autoaggression in eine Fremdaggression begünstigt. Der enge Zusammenhang des aggressiven und depressiven Syndroms ergab sich ebenfalls nach der Clusteranalyse. Außerdem ließen sich im Vorfeld des aggressiven Syndroms depressive Auffälligkeiten finden. Ferner geht das aggressive Syndrom unmittelbar nach der Tat hochsignifikant gehäuft in eine depressive Symptomatik über.

Der Syndromwechsel kann bei Alkoholtätern aber auch andere Gründe haben, wie z.B. eine depressive Reaktion auf die Tat oder die Festnahme. Insofern sagen die Befunde bei den Alkoholtätern allein wenig aus und müssen im Kontext zu den anderen Ergebnissen gesehen werden. Diese weisen aber in die gleiche Richtung. Noch deutlicher kam der Syndromwechsel bei den klinischen Fällen zum Ausdruck. Bei der Aufnahme der Patienten wurden des öfteren affektive Mischzustände, wie z.B. ein depressiv-aggressives oder ein depressiv-manisches Syndrom beobachtet. Außerdem wechselte die Symptomatik bei 22 Patienten (6,8%) zwischen dem Zeitpunkt der Einweisung und der Aufnahme, bei 21 Patienten (6,5%) in der postalkoholischen Phase. Auch hier handelte es sich vorwiegend um die depressiv-aggressive und seltener um die depressiv-manische Symptomatik. Des weiteren zeigte sich auch bei den gerichtsmedizinisch untersuchten Probanden häufig eine Affektlabilität (13,3%).

Die Mischzustände, der Syndromwechsel und die Affektlabilität passen gut zu der pharmakologischen Vorstellung der gleichzeitigen funktionellen

116

Beeinträchtigung exzitatorischer und inhibitorischer Synapsen des Zentralnervensystems durch den Alkoholeinfluß. Die Labilisierung zählt daher nach den Ergebnissen dieser Studie neben der bereits beschriebenen hypnotisch-narkotisierenden Wirkung, der manischen Wirkung und der Akzentuierung einer vorbestehenden psychischen Störung zu den wesentlichen psychopharmakologischen Wirkungsqualitäten des Alkohols.

In Übereinstimmung mit den Ergebnissen der vorliegenden Studie weisen die wenigen *psychoexperimentellen Untersuchungen* auf ein bipolares Wirkungsspektrum hin mit einer Stimulation und einer Dämpfung, die sich vorwiegend als manisches Syndrom und als Störungen von Bewußtsein und Motorik zeigen. Bereits 1892 machte Kraepelin [113] in seiner Studie „Über die Beeinflussung einfacher psychischer Vorgänge durch einige Arzneimittel" auf die erregende Wirkung des Alkohols aufmerksam. Er wandte sich damit gegen die hauptsächlich von Schmiedeberg vertretene Lehre einer indirekten Erregung durch den Fortfall zentraler Hemmungen. Kraepelin hatte bei seinen experimentellen Untersuchungen herausgefunden, daß der Alkohol zwar von vornherein sensorische und intellektuelle Vorgänge erschwert, die motorische Leistung aber zunächst erleichtert. Er sah darin einen Hinweis auf eine gesteigerte zentrale motorische Erregbarkeit.

Im Blindversuch durchgeführte Studien von Newman [158] und Hartocollis [83] bestätigen, daß es auch unter Ausschaltung einer vorgefaßten Meinung über die Alkoholwirkung zu einem manischen Zustandsbild mit Euphorie, subjektiv empfundener angenehmer Befindlichkeit, Zuversicht, Lebhaftigkeit, Geschwätzigkeit, Rededrang und gesteigerter Bewegung kommt. Außerdem traten Schläfrigkeit und eine verwaschene Sprache auf, die für das Syndrom der Störungen von Bewußtsein und Motorik sprechen. Personen mit neurotischen Störungen zeigten in der Untersuchung von Newman [158] eine starke emotionale Labilität und eine Symptomverstärkung, die bei mehreren Personen zu einem hysterischen Anfall führte. Bei jedem dritten der 32 neurotischen Patienten kam es zu einer Depression mit Weinerlichkeit. Einen gegenteiligen Effekt löste der Alkohol dagegen bei schizophrenen Patienten aus. Keiner von ihnen geriet in eine euphorische Stimmung. Bei den Schizophrenen ging die emotionale Instabilität mit Schreien einher. Ihre Realitätsbezogenheit nahm ab, und sie verhielten sich negativistisch. In einem Fall entwickelte sich sogar ein katatones Zustandsbild. Die Beobachtungen von Newman an den neurotischen und schizophrenen Patienten stützen die in dieser Studie vertretene Annahme einer Labilisierung und Akzentuierung einer vorbestehenden psychischen Störung, die neben der hypnotisch-narkotisierenden und der manischen Wirkung als typische Alkoholwirkung angesehen werden. In die gleiche Richtung weisen die Untersuchungen von Mayfield [137], der anhand projektiver Testverfahren eine verstärkte affektive Labilität und Impulsivität nach intravenöser Verabreichung von Alkohol im Doppelblindversuch feststellte.

Für einen manischen Affekt des Alkohols sprechen auch die Ergebnisse der Trinkversuche von Kelly et al. [106]. In der Rauschphase bezeichneten sich die Versuchspersonen als erregt, gesprächig und weniger schläfrig „als normal". Im Gegensatz dazu vertraten Mayfield u. Allen [135] die Auffassung einer mehr palliativen als euphorisierenden Wirkung des Alkohols. Sie begründeten diese Unterscheidung mit der am stärksten ausgeprägten Änderung der Befindlichkeit bei Personen mit einer bereits gestörten psychischen Ausgangslage vor der Alkoholisierung. Nach ihrer vergleichenden Untersuchung von Gesunden, depressiven Patienten und Alkoholikern besserten sich die depressiven Patienten „dramatisch". Gegen die von Mayfield u. Allen gegebene Interpretation läßt sich einwenden, daß zwischen der palliativen und der euphorisierenden Wirkung des Alkohols kein Widerspruch bestehen muß. Das Gefühl der Linderung kann ausreichend mit dem alkoholbedingten manischen Syndrom erklärt werden. Insofern stehen die Ergebnisse von Mayfield u. Allen nicht im Gegensatz zu den Resultaten dieser Studie, die auf einen manischen Effekt des Alkohols hinweisen.

Ebenfalls zu einer abweichenden Interpretation gelangten Staak et al. [198] sowie Raff et al. [167], die anhand einer Eigenschaftswörterliste insgesamt eine deutliche Veränderung in Richtung eines negativen Erlebnisaspektes feststellten. Bei Betrachtung der einzelnen Wortpaare zeigt sich aber ein Nebeneinander von positiven und negativen Erlebnisqualitäten, die sich leicht dem manischen und sedierend-hypnotischen Effekt des Alkohols zuordnen lassen. In der Studie von Raff et al. [167] weist das Polaritätsprofil Abweichungen in Richtung einer positiven Befindlichkeit insbesondere bei den Merkmalen hoch, vertraut, lustig, extravertiert, voll, kontaktfreudig, stark, friedfertig und mutig auf, die dem manischen Symptomenkomplex angehören. Die Abweichungen in Richtung des negativen Erlebnisaspektes betreffen vorwiegend die Merkmale verschwommen, ungeordnet, gelöst, krank, müde, schwer, unsicher, passiv, entfernt, tot, veränderlich, schlecht, die recht gut den sedierend-hypnotischen Wirkungsaspekt des Alkohols wiedergeben. Die recht aufschlußreichen Polaritätsprofile lassen den paradoxen Effekt des Alkohols sehr gut erkennen. Stimulierende und sedierende Wirkungen schließen sich weder aus, noch heben sie sich auf, wie manchmal angenommen wird. Dies beweisen auch die experimentellen Untersuchungen von Hobi et al. [92], die sowohl aktivierende als auch sedierende Alkoholeffekte in der Resorptionsphase feststellten. Sie schlossen daraus auf ein zweidimensionales Aktivierungskonzept, das ein gleichzeitiges Auftreten stimulierender bzw. sedierender Effekte berücksichtigt.

Die zitierten Ergebnisse experimenteller Untersuchungen stützen das in dieser Studie gefundene bipolare Wirkungsspektrum mit dem stimulierenden Aspekt in Form des manischen Syndroms und dem dämpfenden in Form der Störungen von Bewußtsein und Motorik. Außerdem verdienen die Labilisierung und die Akzentuierung einer vorbestehenden psychischen Störung hervorgehoben zu werden. Hinsichtlich der Akzentuierung muß aber einschränkend angemerkt werden, daß die Alkoholwirkung keineswegs nur in diese Richtung zielt. Wie die Studie von Mayfield u. Allen [135] gezeigt hat, kann Alkohol auch eine vorübergehende Abschwächung einer psychischen Störung bewirken. Ob über die genannten vier Merkmale der Alkoholwirkung hinaus weitere Aspekte in Betracht kommen, läßt sich nicht mit ausreichender Sicherheit belegen. Dies betrifft vor allem die in der Literatur kontrovers diskutierte Frage der aggressionsauslösenden und der sexuell stimulierenden Wirkung des Alkohols.

In ihrer zusammenfassenden Darstellung über den Einfluß von Alkohol auf die Sexualität und auf aggressives Verhalten gelangten Carpenter u. Armenti [36] zu dem Ergebnis, daß die Begleitumstände des Trinkens wahrscheinlich stärkere Verhaltensänderungen bewirken als der Alkohol. Alkohol ruft nach ihrer Vermutung sexuelles oder aggressives Verhalten nicht hervor, sondern modifiziert es nur bei entsprechenden stimulierenden Bedingungen. Die Autoren verwiesen demnach auf ein komplexes Geschehen, das sich nicht mit der pharmakologischen Wirkung des Alkohols allein ausreichend begründen läßt. Demgegenüber wird den situativen Faktoren ein erheblicher Anteil an der Ausgestaltung beigemessen. Diese einschränkenden Vorbemerkungen zur Abgrenzung der Entstehungsbedingungen gelten für alle nachfolgend genannten experimentellen Studien, die mit weitgehender Übereinstimmung auf eine Zunahme der Aggression unter Alkoholeinfluß hinweisen. Kalin et al. [104] fanden bei Verwendung eines projektiven Testverfahrens eine Anregung aggressiver und sexueller Phantasien unter Alkoholeinfluß. Bennett et al. [8] führten als Maßstab zur Messung von Aggressionen unter Alkoholeinfluß den Elektroschock ein, den der Alkoholisierte unter bestimmten Bedingungen anderen zu geben bereit war. Sie fanden keine Anhaltspunkte für eine aggressionsauslösende Wirkung des Alkohols. Das überraschende Ergebnis gab den Anstoß zu zahlreichen ähnlichen Experimenten mit modifizierten Versuchsbedingungen. Die Studien von Shuntich u. Taylor [194], Taylor u. Gammon [206, 207], Taylor et al. [208], Taylor et al. [209], Zeichner u. Pihl [230, 231] zeigten in großer Übereinstimmung eine Zunahme der Aggressivität unter Alkoholeinfluß. Mit einem abweichenden Design kam Boyatzis [27, 28] zu dem gleichen Ergebnis. Lang et al. [123] führten allerdings die Aggressivität nicht auf den Alkohol zurück, sondern auf die Annahme, unter Alkoholeinfluß zu stehen.

Im Vergleich zu der Aggression ließ sich bei der Sexualität nach den experimentellen Studien von Farkas u. Rosen [59], Wilson u. Lawson [223, 224], Briddell u. Wilson [30], Briddell et al. [31] keine stimulierende Wirkung des Alkohols nachweisen.

Eine weitere Annäherung an das Alkoholwirkungsspektrum ergibt sich nach der Literatur durch retrospektive Befragung nach der erlebten Wirkung des Alkohols. Nach Sixt [196] bemerkten die von ihm befragten 238 Personen während eines Schwipses oder eines Rausches am häufigsten Sorglosigkeit (68,1%), Konzentrationsunfähigkeit (58%), starke Enthemmung (53,5%), Großzügigkeit (50%), Gutmütigkeit (43,7%), Unfähigkeit logisch zu denken (40,8%), allgemeine Gleichgültigkeit (37,8%), Merkmale also, die sich vorwiegend dem manischen Syndrom und z.T. den Störungen von Bewußtsein und Motorik zuordnen lassen. Erstaunlich hoch liegt der Anteil einer leichten Reizbarkeit mit 21,4%, die zwar in das Bild des manischen Syndroms paßt, aber auch bereits in die Richtung des aggressiven Syndroms deutet. Niedergeschlagenheit wurde in 10,1% angegeben, so daß im Kontext mit den experimentellen Ergebnissen von Warren u. Raynes [216] sowie von Newman [158] durchaus an eine depressive Alkoholwirkung gedacht werden muß. Ferner wurden als häufigste Störungen von Bewußtsein und Motorik die Merkmale Schwanken (67,6%), Schwindel (65,1%), Sehstörungen (62,2%), Unbeholfenheit bei eingelernten Handlungen (62,2%), Unbeholfenheit (58,8%), Übelkeit (56,3%), Sprachschwierigkeiten (47,9%), Erbrechen (47,5%), Müdigkeit (47,5%) und Hypoakusis (44,5%) genannt. Interessant sind vor allem noch die Antworten zur Sexualität, die im Gegensatz zu den experimentellen Ergebnissen stehen. 41,5% berichteten von einer Zunahme des Interesses für das andere Geschlecht, 35,6% von einer Abnahme und 21,2% von einem unveränderten Zustand. Aufschlußreich sind auch die Fragen zur Aggressivität und Delinquenz. Eine große Zahl der Befragten hielt es bei einem Schwips oder Rausch für möglich, eher als sonst groben Unfug zu begehen (70%), jemanden zu beleidigen (45,4%) oder sogar jemanden körperlich zu verletzen (25,6%). 52,9% gaben an, in dem Zustand schon einmal etwas getan zu haben, was sie sonst nicht gemacht hätten.

Die bei einer ähnlichen von Gewecke [72] durchgeführten Befragung gewonnenen Daten stimmen weitgehend mit den Ergebnissen von Sixt [196] überein. In bezug auf die psychischen Symptome des Rausches ist aus dieser Studie erwähnenswert, daß sich im Zusammenhang mit dem Rausch nur 7,2% als fröhlich bezeichneten, 10,3% aber als wütend, 25,0% als leicht reizbar, 19,3% als niedergeschlagen und 9,4% als apathisch. 26,0% gaben eine starke Unruhe an. Demnach bietet der Rausch ein ganz anderes psychopathologisches Bild als die leichte Alkoholisierung, die in der Regel bei den meisten experimentellen Untersuchungen besteht. Insofern können auch die retrospektiven Befragungen über die subjektiven Alkoholwirkungen wichtige Erkenntnisse liefern, die sich z.T. nur schwer unter experimentellen Bedingungen reproduzieren lassen.

Nach der Diskussion qualitativer Unterschiede der Alkoholwirkung soll abschließend auf die *erheblichen inter- und intraindividuellen quantitativen Unterschiede der Alkoholwirkung* eingegangen werden. Gerade der Alkohol ist hinsichtlich der Blutspiegel-Wirkungs-Relation am besten untersucht worden, da durch die von der Polizei routinemäßig bei Alkoholtätern angeordneten Blutentnahmen und Untersuchungen der Probanden ein großes Material gut dokumentierter Fälle entstand. Übereinstimmend zeigen die Auswertungen von Ducho [56], Haase [80], Heifer [85], Krauland et al. [116], Kürzinger [118–121] und Steigleder [200], daß es nicht gelingt, einer bestimmten Blutalkoholkonzentration typische psychische und neurologische Ausfallserscheinungen zuzuordnen. Allerdings besitzen die Befunde einen unterschiedlichen Stellenwert. So kommen z. B. Störungen der Sprache und der Orientierung in der Regel nur bei einer hohen Blutalkoholkonzentration vor. Diesen Merkmalen wird daher auch eine hohe Wertigkeit bei der Feststellung der Trunkenheit beigemessen. Im Vergleich dazu fallen Koordinationsstörungen schon bei einer relativ niedrigen Blutalkoholkonzentration auf. Beim Romberg-Versuch geriet z. B. mindestens jede dritte Person mit einer Blutalkoholkonzentration bis zu 1 Promille ins Schwanken, wie aus den Untersuchungsbefunden von Ducho [56], Heifer [85], Kürzinger [118] und Steigleder [200] hervorgeht.

Das Fehlen einer engen Beziehung zwischen dem klinischen Bild und der Blutalkoholkonzentration kommt besonders deutlich bei *extrem hohen Blutalkoholwerten* über 3 Promille zum Ausdruck, die nach den Auswertungen der Trunkenheitsbefunde nicht selten mit einem nur leichten Trunkenheitsgrad einhergehen. Bürkle u. Mallach [32] stellten bei der Auswertung von 259 Fällen mit einer Blutalkoholkonzentration über 3 Promille fest, daß nur 27,8% als hochgradig oder sinnlos betrunken bezeichnet worden waren. 3,9% wurden als nicht merkbar bis leicht unter Alkoholeinfluß stehend eingestuft. Als häufigste Diagnose stellte sich ein mittelgradiger Alkoholeinfluß heraus. Die teilweise geringen Ausfallserscheinungen überraschen, weil bei Blutalkoholwerten zwischen 4,0 und 4,5 Promille nach Dietz u. Mallach [53] in der Regel mit einer tödlich endenden Vergiftung zu rechnen ist. Selbst der demnach hohe Vergiftungsgrad einer Blutalkoholkonzentration über 3 Promille ist daher kein zuverlässiger Maßstab zur Beurteilung des Trunkenheitszustandes.

In dem Untersuchungsgut von Mallach u. Röseler [131] boten 9,2% der insgesamt 119 Personen mit einem Blutalkoholwert von 3 Promille und mehr einen nur gering merkbaren Trunkenheitszustand. Unter hochgradigem Alkoholeinfluß standen 26,1% der Untersuchten. Ähnliche Anteile ergeben sich aus der Studie von Helmbrecht u. Krauland [88]. Von den 200 Probanden mit einer Blutalkoholkonzentration über 3 Promille galten 17% nach der ärztlichen Diagnose als nicht merkbar oder als leicht angetrunken, 35,5% als stark, sehr stark oder sinnlos betrunken. Bei der näheren Betrachtung der 34 Fälle, die als nicht merkbar oder als leicht angetrunken bezeichnet worden waren, stellte sich heraus, daß 6 von ihnen (17,6%) eine Blutalkoholkonzentration von 3,2–3,29 Promille und 3 (8,8%) einen Blutspiegel über 3,3 Promille aufwiesen. Den mit 4,8% niedrigsten Anteil von

Personen mit einem leichten Trunkenheitszustand fanden Penttilä et al.
[160], den mit 26% höchsten Klose u. Darschin [111]. Nach einer Zusammenstellung von Leopold u. Müller [128] sollen sogar 21,4% der Untersuchten keine merkliche Alkoholbeeinflussung gezeigt haben. Erwähnt sei in diesem Zusammenhang noch ein kasuistischer Beitrag von Englert [57] über einen Probanden mit einer Blutalkoholkonzentration von 3,4 Promille, der während einer Dauer von 1 h und 40 min keine Trunkenheitszeichen bot. Die erheblichen Unterschiede in der globalen Beurteilung weisen auf große Unterschiede in der Alkoholtoleranz hin.

Zusammenfassend lassen sich psychopharmakologisch vier Schwerpunkte erkennen: eine manische Wirkung, eine sedierende bzw. hypnotisch-narkotisierende Wirkung, die Labilisierung und die Akzentuierung vorbestehender psychischer Auffälligkeiten. Das Auftreten von Aggressivität wird wahrscheinlich begünstigt. Außerdem bestehen Hinweise auf eine sexuell stimulierende Wirkung. Große Unterschiede in der individuellen Alkoholtoleranz führen bei gleicher Blutalkoholkonzentration zu verschiedenartigen psychopathologischen Zustandsbildern.

4.3.2 Akuter exogener Reaktionstypus (Bonhoeffer)

In seinen Ausführungen über die Pharmakologie des Alkohols geht Coper [41] von einer unterschiedlichen Empfindlichkeit der Zellen und der einzelnen Reaktionsschritte im Zentralnervensystem gegenüber Alkohol aus, die ein lokales Überwiegen von Erregungs- oder Dämpfungsphänomenen zur Folge haben und damit eine Störung des regulierten Gleichgewichts bewirken kann. Sofern die Schwachstellen die gleichen sind, wird mit ähnlichen Reaktionsmustern zu rechnen sein. Liegen aber unterschiedliche Ausgangsbedingungen vor, interindividuell oder auch intraindividuell, können abweichende Reaktionen zustandekommen. Beide Möglichkeiten treffen für den Alkohol vermutlich zu. Wird weiterhin unterstellt, daß die Störungen des Stoffwechsels und der Funktionen letztlich in psychopathologischen Auffälligkeiten ihren Ausdruck finden, dann kommt der unterschiedlichen Empfindlichkeit der Zellen eine große Bedeutung für die Erklärung verschiedenartiger psychopathologischer Phänomene bei der gleichen Noxe zu.

Die gleichbleibenden Ausdrucksformen lassen sich am ehesten als *pharmakologisches Wirkungsspektrum* beschreiben, wobei darunter in der Regel die am häufigsten auftretenden Merkmale verstanden werden. Ist die Widerstandskraft dagegen verschieden, inter- oder intraindividuell, kann sich auch die Art der psychopathologischen Auffälligkeiten ändern. Im Grunde genommen kommt dann das *gesamte psychopathologische Spektrum* in Frage. Hinsichtlich des Alkohols würde dies bedeuten, daß neben den im Zusammenhang mit den pharmakologischen Aspekten beschriebenen Wirkungsspektren die ganze Vielfalt psychpathologischer Erscheinungsbilder in Betracht gezogen werden muß. Wenn aber die Variationen so verschiedenartig und zahlreich auftreten, ist dann nicht jeder Versuch einer Systematisierung alkoholbedingter psychopathologischer Phänomene von vornherein vergeblich?

Die Befürchtungen einer nahezu unübersehbaren Fülle psychopathologischer Auffälligkeiten erscheint nach den Erkenntnissen der klassischen Psychiatrie nicht begründet zu sein. Dem Kliniker ist seit den Beobachtungen von Bonhoeffer [22, 23, 24] bekannt, daß das Zentralnervensystem nur über begrenzte Reaktionsmöglichkeiten auf eine Noxe verfügt, die Bonhoeffer als Reaktionstypen bezeichnete. Mit den Typen faßte Bonhoeffer eine Vielzahl psychopathologischer Auffälligkeiten zu einer verhältnismäßig kleinen Zahl von *Syndromen zusammen: Delirien* und die ihnen nahestehenden *halluzinoseartigen* Zustandsbilder, einen *epileptiformen Typus* in Gestalt einer plötzlich auftretenden Erregung mit Verlust der Orientierung oder in Form eines Dämmerzustandes ohne schwere Erregung, *Stuporzustände,* einen *amnestischen Symptomenkomplex* und eine *Amentia* mit halluzinatorischen, ideenflüchtigen, hypermetamorphotischen Elementen, psychomotorischen Symptomen, wechselnden Affekten, einer labilen Orientierung, einer Schwäche der kombinatorischen Fähigkeiten und einer in der Intensität schwankenden Benommenheit. Als subakut unter Amentiasymptomen verlaufende Erkrankungen stellte Bonhoeffer ferner die *hyperästhetisch-emotionellen Schwächezustände* heraus. Außerdem zog er das Vorkommen von *manischen Zustandsbildern* und von *Depressionszuständen* in Betracht.

In der weiteren Entwicklung der Psychiatrie wurden nach einer Zusammenstellung von Conrad [40] die Schwerpunkte der psychopathologischen Auffälligkeiten teilweise etwas anders gesehen, so daß sich einige der Bezeichnungen änderten. Die Zahl der als typisch angesehenen Reaktionsformen oder Syndrome blieb aber nahezu gleich. Während Bonhoeffer ursprünglich sieben hervorgehoben hatte, zu denen er später mit dem manischen und depressiven Syndrom zwei weitere hinzufügte, stellte Conrad in seiner Übersichtsarbeit acht Leitsyndrome heraus: das *emotionell-hyperästhetische Syndrom,* die *maniformen* und *depressiven Syndrome,* die *paranoid-halluzinatorischen Syndrome,* das *kataton-schizophrene Syndrom,* die *phobisch-anankastischen Syndrome,* das *expansiv-konfabulatorische Syndrom,* die *delirant-amentiellen Syndrome* und das *amnestische Syndrom.*

Bereits in seiner 1908 erschienenen Arbeit über die Klassifikation der symptomatischen Psychosen machte Bonhoeffer [22] auf gewisse Typen des *Verlaufs* aufmerksam, die er mit Intensitätsunterschieden der Schädigung, der Dauer der schädigenden Einwirkung, der individuellen Anlage und den Altersverhältnissen in Zusammenhang brachte.

Wieck [218, 219] trug durch seine Arbeiten über das Durchgangssyndrom wesentlich zur Vertiefung der Erkenntnisse über Verlaufscharakteristika des akuten exogenen Reaktionstyps bei. Nach seinen Beobachtungen wird bei dem Krankheitsprozeß die psychopathologische Strecke zwischen dem seelischen Normalzustand und der Bewußtseinstrübung in beiden Richtungen durchlaufen. Demnach erweist sich der herausgearbeitete Typus nicht als etwas Starres. Er geht fließend in Formen anderer Symptomatik über. Wieck wählte daher auch die Bezeichnung *Durchgangssyndrom*. Seine Betrachtungsweise stellt eine wichtige Ergänzung dar, weil sie zu den von Bonhoeffer hervorgehobenen Merkmalen des Querschnitts solche des Längsschnitts hinzufügt. Es sollte daher bei einer exakten Diagnose auch der Zeitfaktor berücksichtigt werden. Die Forderung nach Einbeziehung von Verlaufsdaten gilt aber nicht nur für die akuten exogenen Reaktionstypen. Auf die Bedeutung des Zeitfaktors bei anderen psychiatrischen Erkrankungen hat vor allem Conrad [39] mit seinen Ausführungen über die beginnende Schizophrenie aufmerksam gemacht.

Hinsichtlich der Alkoholintoxikation läßt sich aus den Ausführungen über den akuten exogenen Reaktionstypus folgern, daß aufgrund der *toxischen* Wirkung des Alkohols verschiedenartige psychopathologische Zustandsbilder hervorgerufen werden können. Eine Verursachung in diesem Sinne wird um so eher anzunehmen sein, wenn sich auch eine Bewußtseinstrübung nachweisen läßt, da diese als das Achsensymptom des akuten exogenen Reaktionstypus gilt. Zwar handelt es sich nach Berner u. Kryspin-Exner [9], Fleck [63], Huber [96], Schulte u. Tölle [190] um kein obligates Symptom, aber die fehlende Bewußtseinstrübung spricht in der Regel eher gegen eine Syndromgenese im Sinne des exogenen Reaktionstypus.

Die Entstehung der in dieser Studie gefundenen Syndrome ausschließlich als akute exogene Reaktionstypen zu begründen, wäre unangemessen, da nachweislich weitere Faktoren an der Syndromgenese beteiligt sind. Die anderen syndromgenetischen Faktoren schließen aber eine Mitbeteiligung der toxischen Genese im Sinne des akuten exogenen Reaktionstypus nicht aus. Wird diese als Teilursache unterstellt, dann lassen sich aus den Ergebnissen der vorliegenden Untersuchung einige interessante Feststellungen treffen. In Übereinstimmung mit den Darstellungen von Bonhoeffer und Conrad hat es sich gezeigt, daß die Zahl der Reaktionsmöglichkeiten des Zentralnervensystems auf eine Noxe begrenzt ist. Die Methode der statistischen Datenverarbeitung kommt daher zu dem gleichen Ergebnis wie die klinisch-intuitive Erfassung. Inhaltlich besteht bei einem Vergleich der von Bonhoeffer und Conrad herausgestellten Syndrome in einigen Punkten Übereinstimmung, in anderen kommen andere Akzente zum Vorschein. Aber nicht nur hinsichtlich des Querschnitts besteht weitgehende Übereinstimmung, sondern auch bei Betrachtung der von Wieck herausgearbeiteten Eigentümlichkeiten des Verlaufs. Sowohl bei den Alkoholtätern als

124

auch bei den klinischen Fällen konnte der Syndromwechsel nachgewiesen werden, was die Notwendigkeit der Einbeziehung von Informationen des Längsschnitts unterstreicht.

Abschließend muß aber nochmals betont werden, daß die Verursachung der Syndrome im Sinne des akuten exogenen Reaktionstypus auch nur einen Teilfaktor im Bedingungsgeflecht darstellt, der allerdings von Fall zu Fall verschiedenes Gewicht besitzen kann. Eine multifaktorielle Betrachtungsweise ist daher in jedem Falle angezeigt.

4.3.3 Konstellierende Faktoren

Unter den konstellierenden Faktoren wird hier der Bedingungshintergrund verstanden, der sich modifizierend auf die Symptomatik der akuten Alkoholintoxikation auswirken kann. Dazu gehören vor allem die psychischen Reaktionen auf situative Faktoren, Persönlichkeitseigenschaften, hirnorganisch bedingte Störungen und Ausfallserscheinungen, körperliche Schwächezustände und chronischer Alkoholmißbrauch.

Die traumatisierende Wirkung einer Situation hängt von der subjektiven Wertung ab, so daß die gleiche Situation durchaus sehr verschiedenartige Reaktionen hervorrufen kann. Die Exploration muß dies berücksichtigen. Sie darf sich nicht auf die Befragung nach „life events" im Vorfeld einer psychischen Störung beschränken, sondern muß ebenso Art, Ausmaß und Erleben der affektiven Reaktionen einbeziehen. Diesen Anforderungen werden Gutachter eher gerecht als klinische Untersucher, da sie sich dem gerichtlichen Auftrag entsprechend mehr um die möglichst genaue Abklärung der Entstehung und der forensischen Auswirkungen kurzfristiger psychischer Störungen bemühen, während die Kliniker sich aus therapeutischen Gesichtspunkten stärker für die längerfristigen psychischen Störungen interessieren. Erwartungsgemäß fanden sich daher in den Gutachten die detaillierteren Angaben über situative Faktoren.

Eine Vielzahl *situativer Faktoren* im Vorfeld der Tat kommt bei Alkoholtätern nach der statistischen Analyse insbesondere beim aggressiven Syndrom, depressiven Syndrom und Angstsyndrom vor. Häufig findet sich sogar die gleiche Symptomatik bereits in der Zeit vor der Tat, und sie dauert auch über die Tat hinaus an. Die über die Dauer der Alkoholintoxikation hinausreichende Symptomatik spricht bei den genannten Syndromen für einen erheblichen Einfluß situativer Faktoren auf die Syndromgenese. Dagegen scheinen situative Faktoren beim manischen Syndrom, bei den Bewußtseinsstörungen, bei der illusionären Verkennung bzw. bei dem paranoiden Syndrom nur eine untergeordnete Bedeutung zu besitzen.

Ein ähnliches Bild zeigt sich bei den klinischen Fällen. Eine bereits vor der Alkoholintoxikation bestehende Konfliktsituation fand sich vorwiegend beim depressiven Syndrom, suizidalen Syndrom und aggressiven Syndrom, so daß der psychischen Ausgangslage wahrscheinlich eine wesentliche Bedeutung zukommt. Dementsprechend trat beim suizidalen und depressiven Syndrom auch nach dem Abklingen der Alkoholintoxikation häufig keine Besserung ein. Die Mehrzahl der Patienten mit dieser Symptomatik (61,2%) konnte daher nicht innerhalb von 24 h entlassen werden.

Bei den Alkoholtätern und den klinischen Fällen bestätigte sich die forensische Erfahrung, daß sich affektive Störungen von klinischem Ausmaß in der Regel über eine längere Zeitstrecke zurückverfolgen lassen. Jeder Affekttat geht nach Hallermann [81] eine lange Vorgeschichte voraus. Sie entwickelt sich aus Versagens- oder Kränkungserlebnissen, die meist allmählich einen steigenden Affektdruck schaffen, der sich bei einem geringfügigen und oft nicht im Verhältnis zum Schweregrad der Tat stehenden Anlaß explosionsartig löst. Ebenso hob Rasch [168] die dominierende Rolle der situativen Faktoren im Vorfeld von Tötungsdelikten hervor. Wegen der zahlreichen Verknüpfungen und Verfilzungen von Bedingungen zog Rasch es vor, von einer Tat- bzw. Tötungssituation zu sprechen, da ihm die Verwendung von Motivbegriffen zu abstrahierend und zu sehr vereinfachend erschien. Der Begriff der Tötungssituation umfaßt nach Rasch die zur Tat führenden Bedingungen in ihrer Gesamtheit und ihrem Miteinander einschließlich der Täter-Opfer-Beziehung und der Dynamik des Geschehens. Zur Erklärung der Tat kommt der psychopathologischen Entwicklung in der Tatanlaufzeit, die sich über Stunden bis Monate erstrecken kann, ein großes Gewicht zu. Im Hinblick auf die Gesamtsituation darf dementsprechend nach seinen Ausführungen eine zur Tatzeit bestehende Alkohol- oder Medikamentenintoxikation nicht überbewertet werden.

Zu den *Persönlichkeitseigenschaften,* die zur Syndromentwicklung beitragen können, zählen sowohl bereits vorhandene Akzentuierungen der Persönlichkeit, die durch den Alkohol verstärkt werden, als auch durch Hemmungen verdeckte Eigenschaften, wie z. B. eine Aggressionshemmung, die unter der enthemmenden Wirkung des Alkohols plötzlich in aggressives Verhalten umschlagen kann. Nach den statistischen Ergebnissen bei den Alkoholtätern besteht beim gereizt-aggressiven Syndrom und abgeschwächt beim depressiven Syndrom ein Zusammenhang zwischen Persönlichkeitseigenschaften und dem psychopathologischen Zustandsbild während der Alkoholintoxikation. Die enge Beziehung ließ sich nur bei Berücksichtigung der psychiatrischen Explorationsergebnisse aufdecken, nicht aber nach den testpsychologischen Befunden. Die Diskrepanz kann auf eine Dissimulation beim Ausfüllen der Tests zurückzuführen sein. Denkbar ist auch eine Überlegenheit der Exploration beim Aufspüren ähnlicher Reaktionsmuster wie bei der Tat, da bei der Erhebung der biographischen Anamnese eine Längsschnittanalyse vorgenommen wird, während die Testuntersuchung nur einen Querschnitt erfaßt.

Ein Vergleich der Ergebnisse dieser Studie mit der Literatur stößt auf Schwierigkeiten, da es an experimentellen Untersuchungen zur Abklärung einer alkoholbedingten Akzentuierung oder Abschwächung von Persönlichkeitseigenschaften mangelt. Die im Zusammenhang mit den pharmakologischen Aspekten des Alkohols (vgl. Abschn. 4.3.1) ausführlich dargestellten Studien von Mayfield u. Allen [135] sowie Newman [158] deuten auf die Möglichkeit beider Reaktionsformen hin. Dies entspricht der klinischen Erfahrung. So gilt die abschwächende Wirkung des Alkohols in der klinischen Literatur als ein Wegbereiter der Suchtentwicklung, da der Gefährdete Alkohol im Sinne der Selbstmedikation zur Beseitigung von Unbehagen und Unlustgefühlen einsetzt. Aber auch die gegenteilige Wirkung mit einer Akzentuierung von Persönlichkeitseigenschaften ist bekannt. Boyatzis [28] konnte in einer experimentellen Studie aufzeigen, daß aggressives Verhalten unter Alkohol gehäuft bei solchen Personen auftritt, die entsprechende Auffälligkeiten in der Vorgeschichte aufweisen und bei denen soziale Angepaßtheit, Selbstbeherrschung und Verantwortungsgefühl gemindert sind. Hoff u. Kryspin-Exner [94] hoben in ihrer Veröffentlichung über Persönlichkeit und Verhalten des alkoholisierten Verkehrsteilnehmers die alkoholbedingte Enthemmung hervor, die normalerweise verdeckte und außerordentlich gut kompensierte Persönlichkeitsfaktoren in Erscheinung treten läßt. Nach den von ihnen angeführten Beispielen kann Alkohol bei einer Person mit einer sonst völlig unterdrückten depressiven Verstimmung Selbstvernichtungstendenzen freisetzen, die eine Unfallbereitschaft schaffen. Ebenso könne sich eine sonst völlig kompensierte Aggression als eine aggressive Fahrweise auswirken. Beim Psychopathen setze der Alkohol die ohnehin schwach ausgebildete Hemmung noch weiter herab, was seine Tendenz zu rücksichtsloser Fahrweise verstärke. Aber auch vom Neurotiker sahen sie eine Gefahr im Straßenverkehr ausgehen, wenn sein neurotischer Überbau unter dem Alkoholeinfluß dahinschwindet und ungerichtete Angst hervortritt, die zu unüberlegtem Handeln und Kurzschlußreaktionen disponiert. Ebenso können beim Neurotiker Spannungen und Aggressionen freigesetzt werden, die im nüchternen Zustand noch ausreichend kontrolliert werden. Eine Gefahr kann schließlich auch der intellektuell Unterbegabte darstellen, wenn er alkoholbedingt nicht mehr in der Lage ist, die Situation richtig abzuschätzen.

Ein weiterer sehr wesentlicher Faktor für die Syndromgenese stellt die *Hirnschädigung* dar, die zu einer verstärkten Alkoholreaktion führen kann. Die Bedeutung wird aus dem hohen Anteil im Gutachtenmaterial klar ersichtlich. Jeder vierte Proband (25,8%) wies eine psychische Störung bei einer körperlichen Krankheit (ICD-Nr. 309) auf. Vorwiegend handelte es sich um traumatische und um alkoholbedingte toxische Vorschädigungen des Gehirns. Eine Bevorzugung bestimmter Syndrome war nach den Ergebnissen der vorliegenden Studie nicht zu erkennen. Das schließt aber eine uniforme Reaktionsweise in Einzelfällen nicht aus. Daß es solche Fälle gibt, zeigen die Verlaufsbeobachtungen von Maletzky [130] an 22 Patienten mit episodischer Gewalttätigkeit, die während eines 2jährigen Zeitraums durchschnittlich 3,8 Episoden im Monat aufwiesen. Bei allen kam es zur Häufung und Verstärkung der Symptomatik unter Alkoholeinfluß. Im EEG fanden sich bei einem Teil der Fälle unspezifische Veränderungen im Bereich des Temporallappens, die aber nicht ausreichten, eine Temporallappen-Epilepsie anzunehmen. Auf die organische Genese der Episoden deutete das gute Ansprechen auf Diphenylhydantoin bei 19 Patienten hin. Über ähnliche Fälle mit Funktionsstörungen des Temporallappens und aggressivem Verhalten berichteten Marinacci u. von Hagen [132].

Körperliche Funktionsstörungen wie Erschöpfung und Streß kamen nach den Ergebnissen der vorliegenden Studie gehäuft im Zusammenhang mit den Störungen von Bewußtsein und Motorik, mit Orientierungsstörungen sowie mit der illusionären Verkennung bzw. dem paranoiden Syndrom vor. Die Art der Syndrome läßt auf eine Verstärkung der Alkoholwirkung schließen.

Die Rolle des *chronischen Alkoholismus* bei der Syndromgenese erfordert eine gesonderte Betrachtung, da ein Zusammentreffen der akuten und der chronischen Alkoholintoxikation offenbar die Syndromgestaltung beeinflußt. Bei dieser Konstellation boten die Patienten häufiger ein depressiv-suizidales Syndrom als bei der ausschließlich akuten oder der ausschließlich chronischen Intoxikation. Bei der manischen Wirkung des Alkohols sollte eigentlich der umgekehrte Effekt eintreten. Erwartungsgemäß müßte sich die im Zusammenhang mit der chronischen Alkoholintoxikation bestehende depressive Symptomatik während des Alkoholkonsums bessern. Eigenartigerweise tritt aber der gegenteilige Effekt ein, der diskutiert werden muß, da es sich bei der paradoxen Wirkung offensichtlich um eine abweichende Alkoholreaktion auf dem Boden der chronischen Alkoholintoxikation handelt.

In der Literatur sind solche unerwarteten Wirkungen aus experimentellen Untersuchungen bei Alkoholikern bekannt. McNamee et al. [139] stellten bei Alkoholikern während einer 1wöchigen Trinkperiode mit ansteigender Intoxikation eine Zunahme von Angst und Depression fest. Außerdem traten vorher nicht beobachtete Merkmale wie Feindseligkeit, Schuldgefühle, Überempfindlichkeit und eine Labilität in Erscheinung. Tamerin u. Mendelson [205] berichteten ebenfalls von Depressivität, Schuldgefühlen, aggressivem Verhalten, einer feindlichen und ablehnenden Haltung sowie einer sexuellen Stimulation der untersuchten Alkoholiker während einer 3wöchigen Trinkperiode. Nach einer Studie von Tamerin et al. [204] kommen die paradoxen Reaktionen für die Alkoholiker oft unerwartet. So mußten diese während eines Trinkversuches einsehen, daß sie der Alkohol entgegen ihrer Voraussage dysphorisch und aggressiv machte. Desgleichen erwarteten die von Nathan et al. [157] untersuchten Alkoholiker unter Alkoholeinfluß ein Nachlassen von Angst und Depression. Beim Trinkversuch trat bereits nach wenigen Stunden das Gegenteil ein. In Übereinstimmung mit diesen Ergebnissen schätzten auch die von Vannicelli [211] befragten Alkoholiker ihren Trunkenheitszustand falsch ein. Einige berichteten im Widerspruch zu ihrer Voraussage über eine gesteigerte Angst unter Alkoholeinfluß. Einen weiteren, ebenfalls ganz unerwarteten Effekt stellte Martorano [133] bei Einbeziehung sozialer Variablen fest. Die Kommunikation der Alkoholiker untereinander und mit dem Pflegepersonal ließ unter Alkoholeinfluß nach. Ebenso ging ihre Kooperationsbereitschaft zurück. In Übereinstimmung mit den Beobachtungen anderer Autoren zeigten sich zunehmende Depressivität, Aggressivität und Gespanntheit.

Zusammenfassung: Die Ergebnisse der vorliegenden Studie beweisen in Übereinstimmung mit der Literatur, daß Alkohol bei unterschiedlichen Ausgangsbedingungen wechselnde Bilder hervorrufen kann. In die Syndromgenese greifen vielfältige Faktoren modifizierend ein. Es empfiehlt sich daher, von einer *multifaktoriellen Genese* auszugehen. Die jeweiligen Faktoren sollten möglichst exakt bestimmt und in der Diagnose erfaßt werden. Dies wird aber nur möglich sein, wenn nicht nur die allgemeine Bezeichnung „Alkoholintoxikation" verwandt wird. Die Forderung nach einer differenzierteren Wiedergabe von Erscheinungsbild und Bedingungsgeflecht erfüllt die multiaxiale Diagnose am besten, die Spielraum für die Beschreibung der Symptomatik läßt und darüber hinaus durch eine differenzierte Beschreibung der ursächlichen Faktoren ergänzt werden kann.

4.4 Diagnostische Konsequenzen

Die unterschiedlichen Reaktionsmuster auf den Alkohol sind seit langem bekannt. Kaum eine andere Noxe ruft eine so vielgestaltige Symptomatik hervor, die nahezu das gesamte Spektrum der Psychopathologie beinhaltet. Sowohl klinische als auch forensische Gründe sprechen dafür, eine den jeweiligen Erfordernissen entsprechende Unterscheidung und Gewichtung vorzunehmen.

Die herkömmliche Einteilung in Rauschformen wurde maßgeblich von forensischen Vorstellungen beeinflußt. Im Mittelpunkt stand die Frage nach der Verminderung oder Aufhebung der Schuldfähigkeit. Nach früherer Rechtsprechung galt ein Rausch nur dann als schuldausschließender Grund, wenn er nicht nur einen erheblichen Schweregrad aufwies, sondern darüber hinaus zu einem der seltenen Erscheinungsbilder gehörte, mit welchem der Betroffene bei Trinkbeginn nicht rechnen konnte. Dies war z. B. beim Dämmerzustand der Fall, nicht aber beim noch so schweren Rausch üblichen Verlaufes. Dieser historischen Einstellung ist es zuzuschreiben, daß vom „normalen" Rausch der „pathologische" Rausch abgegrenzt wurde, für den synonym die Beschreibung „epileptoider" Rausch gebraucht wurde. Inhaltlich steht das Wort epileptoid sowohl für den Dämmerzustand des Epileptikers als auch für seinen Erregungszustand. Daraus leiteten sich später drei Rauschformen ab: der normale Rausch als Oberbegriff für eine Vielzahl von Erscheinungsbildern, der komplizierte Rausch als Bezeichnung für den Erregungszustand und der pathologische Rausch mit dem Leitmerkmal des Dämmerzustandes.

Bei der Unterteilung in drei Rauschformen ist es im wesentlichen bis heute geblieben. Viele Autoren unterscheiden sogar nur zwei Formen. Zum Teil wechselten die Bezeichnungen bei gleichbleibenden Inhalten, zum Teil änderten sich unter Beibehaltung des Begriffes die Inhalte. Daraus entstand die in der Einleitung und in der Diskussion angesprochene Begriffsvielfalt. Unterschiedliche Auslegungen begünstigen Mißverständnisse, sie führen aber auch zu unergiebigen Disputen. Es ist daher Zeit für eine Bestandsaufnahme, die sich an empirischen Daten orientiert. Dabei geht es nicht um die Frage, was als „normal" und was als „pathologisch" zu gelten hat. Ihre Beantwortung hängt vom Standpunkt des Betrachters ab, und dementsprechend läßt sich die Grenze willkürlich verschieben. Sie muß daher unscharf bleiben, solange die Grenzziehung nicht durch eine Konvention definiert wird. Das könnte ein Ziel sein. Dies erscheint aber aus heutiger Sicht aufgrund der veränderten Rechtsprechung – nicht zuletzt infolge der ärztlichen Beratung des Juristen durch den Gutachter – nicht mehr sinnvoll.

Maßgebend für den Wandel in der Rechtsprechung war nach Rommeney [177] der 1933 eingeführte § 330a StGB (jetzt 323a StGB), der eine Bestrafung auch bei einer im sog. Vollrausch begangenen Straftat vorsieht. Als diese Möglichkeit noch nicht bestand, seien an die Feststellung der Zurechnungsfähigkeit sehr strenge Maßstäbe angelegt worden, was gegebenenfalls auch durch Ablehnung entgegenstehender ärztlicher Gutachten geschehen sei. Namhafte medizinische Gutachter hätten sogar die Auffassung vertreten, daß die Beurteilung des sog. normalen Rausches nicht zu den forensisch-psychiatrischen Aufgaben gehöre und der Arzt es ablehnen müsse, sich hierüber gutachtlich zu äußern. Die Einführung des § 330a habe dann für den Gutachter den großen Vorteil gebracht, sich nicht mehr um die Abgrenzung des sog. normalen vom pathologischen Rausch bemühen zu müssen. Die Rechtsprechung sei der medizinischen Auffassung des Alkoholrausches gefolgt und habe die allgemeine krankmachende Wirkung dieser Noxe „Alkohol" grundsätzlich anerkannt. Für den Nachweis einer Zurechnungsfähigkeit war es daher nach Rommeney [177] nicht mehr von Bedeutung, differentialdiagnostische Erwägungen über einen angeblich normalen bzw. pathologischen Rausch anzustellen. Aus forensischer Sicht kann nach seiner Auffassung auf den Begriff des pathologischen Rausches verzichtet werden.

Klinisch hat die konventionelle Einteilung ohnehin keine wesentliche Bedeutung erlangt. Die Behauptung läßt sich ohne Schwierigkeiten anhand der ausgewerteten Krankengeschichten nachweisen. Der Begriff „normaler" Rausch oder entsprechende Synonyme wurden nicht angewandt. Die Diagnose des komplizierten Rausches wurde ebenfalls nicht gestellt. Übrig bleiben nur die fünf nach der herkömmlichen Einteilung gestellten Diagnosen des pathologischen Rausches, die zudem ein uneinheitliches Bild bieten. Es empfiehlt sich daher auch aus klinischer Sicht, auf die Einteilung in „normale" und „pathologische" Räusche zu verzichten. Diese Unterscheidung wird in der Psychiatrie ohnehin bei keinem anderen Krankheitsbild vorgenommen. Im Zusammenhang mit anderen Krankheitsbildern würden analoge Unterteilungen auf Unverständnis stoßen wie z. B. „normale" und „pathologische" Schizophrenie, „normaler" und „pathologischer" akuter exogener Reaktionstypus. Wo sollte man auch bei dem akuten exogenen Reaktionstypus (Bonhoeffer) – zu dem ebenfalls der Rausch gehört – die Grenze ziehen zwischen den sog. normalen und den sog. pathologischen Zustandsbildern?

Als alternative Einteilung bietet sich die Orientierung an der Psychopathologie an, eine Möglichkeit, die bereits in der von May u. Ebaugh [134] vorgeschlagenen Nomenklatur der Rauschformen angedeutet und umfassender von Rasch [169] aufgezeigt wurde. Dieser Weg hat sich nach der vorliegenden Untersuchung, die sich auf die statistische Datenverarbeitung stützt, als richtig erwiesen. Die Auswertung ergab Symptomenkomplexe, die *klinisch bekannten Syndromen* entsprechen. Ihre Zahl ist wesentlich größer, als es nach der herkömmlichen Einteilung den Anschein hat. Demnach erweist sich das mit der heutigen Unterteilung in zwei oder drei Formen gebotene Raster als zu grob. Die Syndrome lassen sich nicht ohne Zwang und nicht ohne Informationsverlust den Gruppierungen zuordnen.

Als überindividuelle Reaktionsmuster auf die akute Alkoholintoxikation lassen sich insgesamt *10 psychopathologische Syndrome* abgrenzen:

- Störungen von Bewußtsein und Motorik
- Störungen der Orientierung
- Paranoid-halluzinatorisches Syndrom
- Manisches Syndrom
- Gereizt-aggressives Syndrom
- Depressives Syndrom
- Suizidalität
- Angstsyndrom
- Sexuelle Erregung
- Amnestisches Syndrom.

Ebenfalls vorgekommen, aber in der Zusammenstellung nicht genannt, sind das delirante Syndrom und der Dämmerzustand. Das delirante Syndrom gehört nach den Ergebnissen der Studie in Übereinstimmung mit den Darstellungen in der Literatur zu den Folgeerscheinungen der chronischen Alkoholintoxikation. Insofern wurde das delirante Syndrom den hier herausgearbeiteten Erscheinungsbildern der akuten Intoxikation nicht zugerechnet. Im Vergleich dazu haben bei der Ausgrenzung des Dämmerzustandes diagnostische Überlegungen eine Rolle gespielt. Berner [9] bezeichnete den Dämmerzustand als ein recht unscharf begrenztes Syndrom. Aus diesem Grund sollte diese Syndromdiagnose gerade aus forensischer Sicht möglichst vermieden werden. Bei der retrospektiven Diagnosenstellung des Gutachters besteht ohnehin eine Unsicherheit in der Beurteilung, die bei Verwendung unscharfer Begriffe zusätzlich vergrößert wird.

In die *Syndromgenese* gehen nachweisbar zahlreiche verschiedenartige Faktoren ein. Die Ergebnisse sprechen für eine *multifaktorielle* Entstehung. Die Vielfalt wird mit der allgemeinen Bezeichnung Rausch oder Alkoholintoxikation nicht ausreichend erfaßt. Die Differenzierung der Diagnose sollte sich daher nicht auf die symptomatologische Ebene beschränken, sondern auch auf die ätiopathogenetische Ebene ausgedehnt werden. Dieses Vorgehen ermöglicht eine realitätsgetreue Abbildung. Sie fördert die Verständigung und eine sachgemäßere Beurteilung.

Die Vielfalt der Erscheinungsbilder im Bedingungsgeflecht spricht für die Verwendung der sog. *multiaxialen Diagnose,* wie sie bei der internationalen Klassifikation psychiatrischer Krankheiten angestrebt wird. Sie ermöglicht in den verschiedenen Dimensionen z. B. die Darstellung von Symptomatologie und Ätiologie, und sie läßt außerdem zahlreiche Kombinationen zu. Die Diagnose könnte lauten:

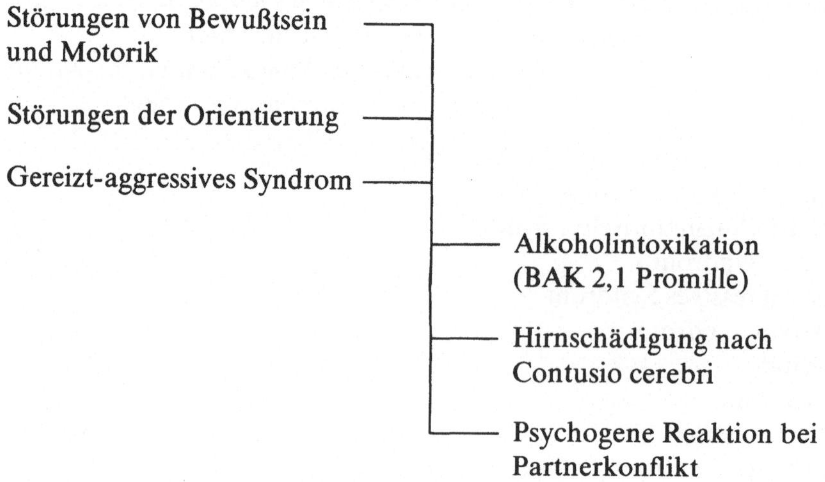

Gegenüber der bestehenden Einteilung der Rauschformen bietet sie den Vorteil einer genaueren Erfassung auf der deskriptiven und auf der ätiopathogenetischen Ebene. Außerdem wird durch die Verwendung von den in der Klinik zur Beschreibung anderer Krankheiten üblichen Syndrombegriffen der Ermessensspielraum eingeengt. Forensisch bringt der Bezug auf klinisch bekannte Syndrome eine größere *Sicherheit in der Beurteilung,* da der Gutachter den Schweregrad einer Störung an den Syndromen messen kann, mit denen er durch seine Ausbildung und klinische Erfahrung vertraut ist.

Die multiaxiale Diagnose bringt bei der diagnostischen Aufgliederung der Alkoholintoxikation aber nur dann einen Vorteil, wenn sie die Vielfalt der psychopathologischen Erscheinungsbilder und der ätiologischen Faktoren in ausreichendem Maße berücksichtigt. Fehlt die Differenzierung nach den maßgeblichen psychopathologischen und ätiologischen Gesichtspunkten, dann ist das Raster zu grob, um die Details der Ausgestaltung und der multifaktoriellen Genese des Krankheitsbildes zu erfassen. Den Beweis liefert das Erscheinungsbild der Alkoholintoxikation, das wie kaum ein anderes Krankheitsbild ein außerordentlich breites Spektrum psychopathologischer Merkmale aufweist und außerdem in der Ausgestaltung von zahlreichen Faktoren beeinflußt werden kann.

Das von der American Psychiatric Association [1] herausgegebene DSM-III beweist, daß sich die multiaxiale Diagnose praxisgerecht umsetzen läßt. Mit der Einführung des DSM-III als offizielles diagnostisches Klassifikationssystem in den USA hat die multiaxiale Diagnostik international an Bedeutung gewonnen und die Diskussion der weltweiten Verwendung neu belebt. Die entscheidende Frage dürfte allerdings sein, welche diagnostischen Ebenen sich langfristig in der Praxis bewähren. Das DSM-III geht von fünf Achsen aus, von denen die ersten drei Achsen der offiziellen diagnostischen Einordnung vorbehalten sind und die restlichen zwei Achsen der speziellen klinischen Forschung. Nach der Übersicht ergibt sich das folgende Beurteilungsschema:

I   – Klinische Syndrome
      Zustandsbilder, die sich keiner psychischen Störung zuordnen lassen,
          aber eine Beobachtung oder eine Behandlung erfordern
      Zusätzliche Kodierungen
II – Persönlichkeitsstörungen
      Spezifische Entwicklungsstörungen
III – Körperliche Störungen und Zustände
IV – Schwere der psychosozialen Belastungen
V   – Höchstes Niveau der sozialen Anpassung im letzten Jahr

Bei einer ersten Betrachtung der fünf diagnostischen Ebenen fällt das Fehlen einer gesonderten Achse für die ätiologischen Faktoren auf. Bei einer Vertiefung in die Inhalte der Achsen zeigt sich aber, daß der Begriff der klinischen Syndrome sehr weit gefaßt ist und Gruppierungen sowohl psychopathologischer als auch ätiologischer Merkmale umfaßt. Insofern findet sich unter dem Oberbegriff der klinischen Syndrome die gewohnte Einteilung der Rauschformen wieder, die zwischen der Alkoholintoxikation und der idiosynkratischen Alkoholintoxikation unterscheidet. Der Begriff der idiosynkratischen Alkoholintoxikation wird synonym für den pathologischen Rausch gebraucht. Die Abgrenzung der beiden Rauschformen erfolgt aber nicht wie im deutschsprachigen Schrifttum nach der Psychopathologie, sondern nach der konsumierten Alkoholmenge. Unabhängig von der Psychopathologie zählt eine alkoholinduzierte psychische Störung diagnostisch zur Alkoholintoxikation, wenn die aufgenommene Alkoholmenge ausreichend war, um bei den meisten Menschen eine Intoxikation hervorzurufen. Im Vergleich dazu gilt als diagnostisches Kriterium der idiosynkratischen Alkoholintoxikation eine Alkoholmenge, die bei den meisten Menschen nicht zur Intoxikation führt.

Für die Diagnostik der Alkoholintoxikation könnte es ein Gewinn sein, das klinische Syndrom in eine deskriptive und eine ätiologische Ebene aufzuteilen. Die Verwendung von psychopathologischen Syndromen würde zur Präzisierung beitragen, ohne die Übersichtlichkeit zu beeinträchtigen. Da die Zahl der Reaktionsmöglichkeiten auf den Alkohol gering ist, bleibt die diagnostische Klassifikation in einem eng umgrenzten und leicht überschaubaren Rahmen.

4.5 Forensisch-psychiatrische Beurteilung

Nach dem rechtlichen Begriffssystem erfordert die Beurteilung der Schuldfähigkeit ein 2stufiges Vorgehen. Auf der ersten Entscheidungsebene ist zu klären, ob beim Täter zur Tatzeit eine der im § 20 StGB festgelegten psychischen Störungen vorlag. Daran schließt sich auf einer zweiten Entscheidungsebene die Beurteilung der Auswirkungen an, die von der psychischen Störung auf die psychische Leistungsfähigkeit ausgegangen ist.

Hinsichtlich der im Gesetz genannten psychischen Störungen wird zwischen der krankhaften seelischen Störung, der tiefgreifenden Bewußtseinsstörung, dem Schwachsinn und der anderen seelischen Abartigkeit unterschieden. Bei den vier Bezeichnungen handelt es sich um juristische Begriffe, die mit den medizinischen Begriffen inhaltlich nicht übereinstimmen, so daß eine Zuordnung erfolgen muß.

Mit der Zuordnung der medizinischen Diagnose zu den juristischen Begriffen der psychischen Störungen läßt sich jedoch noch keine De- oder Exkulpierung begründen. Auf der zweiten Entscheidungsebene ist in jedem Einzelfall in einer Zusammenschau zu prüfen, inwieweit sich die zur Tatzeit bestehende psychische Störung beeinträchtigend auf das seelische Erleben und Reagieren ausgewirkt hat. Als Kriterien für die Beurteilung der seeli-

134

schen Leistungsfähigkeit nennt das Gesetz die zwei Fähigkeiten, einerseits das Unrecht der Tat einzusehen und andererseits nach dieser Einsicht zu handeln. Bei diesen im Sprachgebrauch als Einsichtsfähigkeit und als Steuerungsfähigkeit bezeichneten Eigenschaften handelt es sich wiederum um juristische Begriffe, die nicht der Psychopathologie und dementsprechend nicht der psychiatrischen Diagnostik entstammen. Insofern muß auch hier eine Zuordnung getroffen werden im Sinne einer wechselseitigen Übersetzung aus der Sprache des Psychiaters in die des Juristen und umgekehrt.

Die Grundlage für das wechselseitige Gespräch liefert der Psychiater mit den von ihm erhobenen Untersuchungsbefunden. Sie sollen ein möglichst umfassendes Bild geben vom seelischen Erleben und den Interaktionen des Täters mit seiner Umwelt in der speziellen Situation der Tat. Bei diesem Vorgehen lassen sich nach Hippius [90] schematisch die psychischen Phänomene des „rezeptorischen" (aufnehmenden) Funktionsbereichs, des „verarbeitenden" (intrapsychischen) Funktionsbereichs und des „effektorischen" (Verhaltens-)Bereichs voneinander unterscheiden und einigen anderen psychischen Grundfunktionen gegenüberstellen, durch die psychische Abläufe überhaupt erst ermöglicht werden. Aus der Zusammenschau des psychischen Gesamtbefundes leitet sich abschließend die forensisch-psychiatrische Beurteilung ab, die es dem Juristen ermöglichen soll, die psychischen Phänomene im Hinblick auf die Einsichts- und Steuerungsfähigkeit nach qualitativen und quantitativen Gesichtspunkten zu bewerten. Dem Juristen stehen für die Beurteilung der Einsichts- und Steuerungsfähigkeit drei Graduierungen zur Verfügung: Aufhebung, erhebliche Verminderung, keine erhebliche Verminderung.

Im Falle der Alkoholintoxikation läßt sich die Zuordnung in der beschriebenen Weise ebenfalls in die zwei grundsätzlichen Entscheidungsebenen aufgliedern, wie sie im Gesetz vorgegeben sind. Zunächst geht es um die Frage, ob die Alkoholintoxikation die im Gesetz genannten Voraussetzungen einer forensisch relevanten psychischen Störung erfüllt. Nach der Rechtsprechung wird die Alkoholintoxikation dem juristischen Begriff der krankhaften seelischen Störung zugerechnet, der als übergeordneter Ordnungsgesichtspunkt für alle organisch bedingten psychischen Störungen gilt, zu denen zweifellos auch die Alkoholintoxikation zählt. Allerdings gibt es aus medizinischer Sicht auch andere Meinungen, beispielsweise von Forster u. Joachim [66], Sass [182], die eine Zuordnung zum juristischen Begriff der tiefgreifenden Bewußtseinsstörung bevorzugen. Beim Vorherrschen einer Bewußtseinsstörung ist diese Zuordnung naheliegend, es wird aber zu bedenken gegeben, daß die Alkoholintoxikation nach den Ergebnissen dieser Studie mit einer Vielzahl von psychopathologischen Störungen einhergehen kann. So wäre es im Falle einer generellen Zuordnung der Alkoholintoxikation zu den tiefgreifenden Bewußtseinsstörungen problematisch, wenn das ebenfalls für die Alkoholintoxikation typische manische Syndrom im Vordergrund steht. Angesichts der vielfältigen Ausgestaltung bietet der unbestimmte juristische Begriff der krankhaften seelischen Störung einen größeren Spielraum, das breite Spektrum der Syndrome zu erfassen.

Ein weiteres Problem der Zuordnung ergibt sich aus der Frage, ob für die Annahme einer krankhaften seelischen Störung bereits ein bestimmtes Ausmaß der Störungen vorausgesetzt wird. Nach den Ergebnissen der vorliegenden Studie weist die Alkoholintoxikation eine große Vielfalt von Erscheinungsbildern auf, wobei neben den beträchtlichen quantitativen Unterschieden auch solche qualitativer Art festzustellen sind. Demnach fragt es sich, ob die erste Entscheidungsebene bereits als Filter benutzt werden soll, um die leichteren Alkoholintoxikationen auszuscheiden. Dieses Vorgehen ist problematisch, weil auch die leichte Alkoholintoxikation in der Konstellation mit anderen psychisch belastenden Faktoren durchaus forensische Relevanz erreichen kann. Deshalb erscheint es zweckmäßig, die Alkoholintoxikation unabhängig von ihrer Ausprägung und Ausgestaltung den organisch bedingten Störungen und damit dem juristischen Begriff der krankhaften seelischen Störung zuzuordnen, zumal das Gesetz keine Abgrenzung nach dem Schweregrad vorsieht wie bei den vorwiegend psychogenen Störungen, die der Jurist unter den anderen seelischen Abartigkeiten subsumiert. Im Gegensatz zu den krankhaften seelischen Störungen wurde bei den anderen seelischen Abartigkeiten durch den Zusatz „schwere" eine Abgrenzung getroffen, die leichte Störungen dieser Art ausschließt.

Die generelle Zuordnung der Alkoholintoxikation zu den krankhaften seelischen Störungen ohne Berücksichtigung der Art und Ausprägung läßt sich vertreten, weil die zweite Entscheidungsebene der Auwirkungen vor der Überbewertung der leichten psychischen Störungen schützt. Insofern geben die sich ergänzenden Entscheidungsebenen eine ausreichende Sicherheit vor einer ausufernden Auslegung der Bewertungsmaßstäbe. Auf die Alkoholintoxikation bezogen bedeutet dies, daß mit ihrer Zuordnung zu den krankhaften seelischen Störungen noch keineswegs etwas über die Schuldfähigkeit ausgesagt wird. Langelüddeke u. Bresser [126] weisen zu Recht darauf hin, daß es nicht vertretbar wäre, bei jeder geringgradigen, aber eindeutig krankhaften seelischen Störung infolge eines Hirnschadens oder auch schon bei den niedrigsten Alkoholisierungsgraden, die durchaus als toxische, also krankhafte seelische Störung anzusehen seien, von einer Beeinträchtigung der Schuldfähigkeit auszugehen. Für die forensische Beurteilung der Alkoholintoxikation ist demnach die erste Entscheidungsebene eher von untergeordneter Bedeutung, da die generelle Zuordnung der Alkoholintoxikation zum juristischen Begriff der krankhaften seelischen Störungen keine wesentlichen Schwierigkeiten bereitet. Das Problem liegt bei der zweiten Entscheidungsebene, die über die Auswirkungen der Alkoholintoxikation Auskunft geben soll.

136

Die Bewertung der krankhaften seelischen Störung hinsichtlich der Auswirkungen verlangt ein möglichst genaues und umfassendes Bild von Art und Ausmaß der psychischen Störung. Nach der herkömmlichen Einteilung der Rauschformen besteht die Gefahr, daß mit der Diagnose wertvolle Informationen verlorengehen, da die zahlreichen psychopathologischen Syndrome der akuten Alkoholintoxikation und ihre vielfältigen Bedingungen mit der üblichen Einteilung in den normalen, komplizierten und pathologischen Rausch nur unzureichend erfaßt werden. Unscharfe Grenzziehungen zwischen den jeweiligen Formen lassen einen weiten Spielraum für unterschiedliche Auslegungen zu. Die diagnostische Unschärfe wirft forensisch erhebliche Probleme auf, da die drei Rauschformen in der psychiatrischen und juristischen Literatur mit den juristischen Voraussetzungen der aufgehobenen oder verminderten Schuldfähigkeit in Beziehung gesetzt werden. Infolge der Zuordnung der unscharfen diagnostischen Begriffe zu den juristischen Merkmalen können sich selbst bei Fällen mit ähnlicher Symptomatik und mit weitgehend übereinstimmenden medizinischen Bedingungen und konstellativen Faktoren ganz unterschiedliche juristische Bewertungen ergeben. Auf die aus juristischer Sicht außerordentlich unbefriedigende Situation hat Flück [64] in seiner Monographie mit einer kritischen Analyse hingewiesen:

„Bei der Einteilung des akuten Alkoholrausches in verschiedene *Rauscharten* herrscht unter den Medizinern große Uneinigkeit. Es muß betont werden, daß nach weitverbreiteter Praxis von der Zuordnung eines Rausches zu einer bestimmten Gruppe unmittelbar die Frage der Zurechnungsfähigkeit abhängig gemacht wird, daß also oft mit der medizinischen Qualifikation des Rausches gleichzeitig über Schuld und Strafe entschieden wird. Diese Tatsache zeigt die große Bedeutung der Rausch-Typologie, und sie erhöht das Bedauern des Juristen über das Chaos der Systeme, die ihm die gerichtsmedizinische und die juristische Literatur in dieser Frage bieten."

Aber auch von medizinischer Seite gibt es ähnliche pessimistisch stimmende Kommentare. So gelangte Venzlaff [213] zu der Feststellung, daß es vor Gericht wohl kaum einmal zwei Sachverständige geben wird, die – sofern sie nicht aus dem gleichen Institut kommen – in ihren Ansichten über das, was ein Vollrausch oder ein pathologischer Rausch ist, übereinstimmen. Dafür gibt es auch Belege mit Zahlen, die für sich sprechen. So führte Witter [227] z. B. aus, daß er und seine Mitarbeiter in der vieljährigen forensischen Tätigkeit nur zweimal den pathologischen Rausch ermittelten. Seine Angaben lassen auf einen extrem niedrigen Prozentsatz schließen. Weitaus höhere Anteile fand Anton [2] bei der Auswertung der Begutachtungsfälle der forensisch-psychiatrischen Abteilung der Charité-Nervenklinik in Berlin. 27–32% der untersuchten Alkoholtäter war in den Jahren 1951–1955 wegen eines sog. pathologischen Rausches der Schutz des § 51 Abs. 1 StGB zugebilligt worden. Vielleicht kamen pathologische Räusche in Berlin häufiger als in Homburg (Saar) vor, wahrscheinlicher sind aber Unterschiede in den diagnostischen Kriterien.

Da gerade im Hinblick auf den pathologischen Rausch in der Literatur keine einheitliche Auffassung darüber besteht, was als pathologischer Rausch zu gelten hat, hängt die Diagnose stark von der persönlichen Auslegung des Gutachters ab, der mit seiner Diagnose gleichzeitig auch eine Vorentscheidung darüber trifft, ob eine Bestrafung erfolgen wird oder nicht. Der Jurist verbindet mit dem Begriff des pathologischen Rausches eine Unfähigkeit zur Einsicht in das Unrecht der Tat und zieht daraus die Schlußfolgerung einer Schuldunfähigkeit. Bei dieser Entscheidung ist ihm aber in der Regel nicht bewußt, daß der Begriff des pathologischen Rausches in der Psychiatrie nicht einheitlich definiert ist. Es werden daher u. U. zu weitreichende Konsequenzen gezogen. In Kenntnis dieser Problematik empfiehlt es sich für den forensischen Psychiater, auf den fragwürdigen Begriff wegen der Möglichkeiten von Fehlinterpretationen zu verzichten. Weniger Anlaß zu Mißverständnissen gibt es, wenn der Gutachter in strenger Orientierung an der Psychopathologie und ohne Zwischenschaltung eines uncharakteristischen Begriffes versucht, dem Juristen die Auswirkungen psychopathologischer Phänomene auf die Einsichts- und Steuerungsfähigkeit aufzuzeigen und verständlich zu machen. Dabei sollten Termini der Fachsprache vermieden werden, denn sie täuschen leicht eine Genauigkeit vor und erschweren dem Laien die Nachprüfbarkeit. Die Zusammenarbeit von Medizinern und Juristen kann dadurch unnötig belastet werden, da sich der Jurist bei seiner Entscheidung auf sein eigenes Urteil stützen muß und deshalb auf eine nachvollziehbare Beweisführung angewiesen ist.

Die schematisierende Zuordnung der Rauschformen zu den juristischen Voraussetzungen der Schuldfähigkeit läßt sich bis in die ältere Literatur zurückverfolgen. Die Zuordnung der heute gebräuchlichen Rauschformen nach der Einteilung von Binder [11, 12] geht auf ihn selbst zurück. Dem einfachen Rausch maß er keine Beeinflussung der Zurechnungsfähigkeit bei, dem komplizierten Rausch eine verminderte Zurechnungsfähigkeit und dem pathologischen Rausch eine Zurechnungsunfähigkeit. In der neueren Literatur finden sich entsprechende Hinweise für die Beurteilung des komplizierten und des pathologischen Rausches bei Venzlaff [212], Langelüddeke [125] und Mende [144].

Die Zuordnung wird aber nicht einheitlich gehandhabt. Bresser vertrat in dem von ihm völlig neu bearbeiteten Lehrbuch von Langelüddeke [126] die Auffassung, daß der komplizierte Rausch sowohl psychopathologisch als auch im rechtlichen Sinne dem normalen Rausch gleichzustellen ist. Ausführlicher als auf die Rauschformen ging er auf die Blutalkoholkonzentration ein, die er als eine zwar grobe aber wichtige Orientierungshilfe bezeichnete. Er berücksichtigte damit vor allem gerichtsmedizinische Gesichtspunkte und folgte damit einem von Langelüddeke [125] und Ponsold [165] aufgezeigten Weg, den im übrigen auch die Rechtsprechung eingeschlagen hatte.

138

Einen neuen Akzent in der Zuordnung setzte Witter [227]. Er ging zwar in seinen Ausführungen auf den pathologischen Rausch ein, maß aber ansonsten den Rauschformen keine wesentliche Bedeutung bei. Viel wichtiger erschienen ihm drei ganz andere Kriterien: die Persönlichkeitsfremdheit der Rauschtat, die Amnesie für die Zeit des Rausches und die Sinnlosigkeit des Rauschverhaltens. Steht die Tat mit den sonstigen Intentionen der Persönlichkeit im Einklang und ist die finale Determination der Handlungsvollzüge noch erkennbar, liegt nach seiner Ansicht keine rechtlich relevante Einschränkung der Verantwortungsfähigkeit vor. Erst die persönlichkeitsfremd wirkende Tat weist auf eine Einschränkung der Verantwortungsfähigkeit hin. Kommen außerdem motivloses und sinnloses Rauschverhalten sowie eine hirnorganisch bedingte amnestische Lücke hinzu, spricht dies nach seinen Ausführungen für eine Psychose, die grundsätzlich die Verantwortungsfähigkeit ausschließt. Mit der von ihm vorgeschlagenen Zuordnung wird die Aufmerksamkeit auf die Psychopathologie verlagert. Er folgte damit einer Richtung, die auch von Rommeney [177] und Rasch [169] vertreten wurde.

Betrachtet man die historische Entwicklung, dann zeigt sich eine Abkehr von der Orientierung an den Rauschformen der klassischen Psychiatrie. An ihre Stelle treten Kriterien aus dem Bereich der Psychiatrie, Neurologie und Gerichtsmedizin. Noch wird der Stellenwert dieser mit unterschiedlichen Methoden gewonnenen Ergebnissen verschieden eingeschätzt. Schon jetzt zeichnet sich aber ein neuer Weg in der Beurteilung ab, der sich nicht des Mittels der indirekten Zuordnung bedient, wie es bisher bei dem 3fachen Schritt vom psychopathologischen Zustandsbild über die Rauschform zum forensischen Aspekt üblich war.

Im Sinne des direkten Weges ist in der vorliegenden Studie versucht worden, auf der psychopathologischen Ebene wesentliche Merkmale der akuten Alkoholintoxikation herauszuarbeiten. Zur Erhöhung der Aussagekraft wurden statistische Methoden benutzt. In der Zielsetzung folgte die Untersuchung dem von Rasch, Rommeney und Witter aufgezeigten Weg der Orientierung an psychopathologischen Merkmalen. Es hat sich gezeigt, daß überindividuelle Reaktionsmuster auf die Alkoholintoxikation existieren, nach denen sich eine Einteilung vornehmen läßt. Es bedarf daher keiner unscharfen Begriffe wie normal, kompliziert oder pathologisch, um wesentliche Merkmale des Rausches zu beschreiben. Auf die konventionellen Begriffe läßt sich zugunsten von psychopathologischen Syndromen verzichten. Sie stellen die Verfassung des Täters zur Tatzeit am exaktesten dar. Da es sich außerdem um Syndrome handelt, die klinisch auch von anderen psychiatrischen Erkrankungen bekannt sind, kann mit einer Übereinstimmung in der Syndromdiagnose gerechnet werden.

Die forensische Beurteilung erfordert aber nicht nur die Abklärung der Art, sondern auch des Ausmaßes der zur Tatzeit bestehenden psychopathologischen Störung. Eindeutig läßt sich die Frage nach dem Ausmaß nur bei den Störungen der Orientierung und dem paranoid-halluzinatorischen Syndrom beantworten. Aus ärztlicher Sicht liegen bei diesen psychopathologischen Syndromen die Voraussetzungen einer Schuldunfähigkeit vor. Dies trifft auch beim sehr seltenen Dämmerzustand zu, sofern die Diagnose durch eindeutige Hinweise belegt werden kann. Für die übrigen in dieser Studie gefundenen Syndrome läßt sich keine sichere Zuordnung vornehmen. Die entsprechenden Kriterien der Quantifizierung müssen in klinischer Forschung erst noch erarbeitet werden.

Als quantifizierende Einteilung der Trunkenheit nennt Bresser [29] die Unterscheidung von *angetrunken, betrunken* und *volltrunken*. Diese grob orientierende Einteilung kann sehr nützlich sein, wenn typische Trunkenheitszeichen wie die Störungen von Bewußtsein und Motorik im Vordergrund stehen. Schwierigkeiten der Zuordnung ergeben sich allerdings beim Vorherrschen anderer Syndrome, so daß es sich fragt, ob nicht von vornherein von den jweiligen klinischen Syndromen ausgegangen werden sollte. Zur Quantifizierung empfiehlt es sich in diesem Fall keine speziell auf die Alkoholintoxikation ausgerichteten Quantifizierungsmerkmale zu verwenden, sondern übergeordnete und dementsprechend vielseitig anwendbare Begriffe wie *leicht, mittelstark, schwer*. Das Zusammentreffen mehrerer Syndrome ließe sich in der gleichen Weise in einer zusammenfassenden quantifizierenden Beurteilung darstellen. Denkbar wäre z. B. die Kombination eines leichten depressiven Syndroms und leichter Störungen von Bewußtsein und Motorik, die im Zusammenwirken das Ausmaß einer mittelstarken psychischen Störung erreichen können.

In der vorliegenden Studie wurde das Problem der Quantifizierung nur am Rande berührt, weil die qualitative Abgrenzung verschiedenartiger Rauschzustände ganz im Mittelpunkt der Untersuchung stand. Die Einbeziehung der Quantifizierungsproblematik hätte den vorgesehenen Rahmen gesprengt. Aber für die Bearbeitung dieser Problematik ist mit dem Herausarbeiten klinisch bekannter Syndrome eine wichtige Grundlage geschaffen worden. Im nächsten Schritt müssen jetzt, ausgehend von den Syndromen, trennscharfe Kriterien der quantitativen Abgrenzung gesucht werden, die dann eine bessere Zuordnung zu den juristischen Begriffen der Schuldfähigkeit erlauben.

Im Ansatz liegen bereits solche Untersuchungen vor, die allerdings auf der klinisch-intuitiven Erfassung beruhen. Beispielsweise hat Mende [143] in seiner Arbeit über die tiefgreifende Bewußtseinsstörung versucht, affektive Störungen und juristische Merkmale miteinander zu verbinden. Als quantifizierendes Merkmal stellte er zum Beispiel die Erinnerungsstörung heraus. Während Mende aber ganz allgemein von den Affekten und ihren Auswirkungen auf Steuerung und Einsicht ausging, deuten die Ergebnisse dieser Studie darauf hin, zweckmäßiger bei den Syndromen nach denjeni-

140

gen Merkmalen zu suchen, die für eine erhebliche Beeinträchtigung von Steuerung und Einsicht sprechen. Beispielsweise könnte sich der Suizidversuch als wesentliches, quantifizierendes Merkmal des depressiven Syndroms erweisen. Sicherlich wird es aber nicht genügen, nur von Merkmalen des Querschnitts auszugehen, da sich dieser gerade in der forensischen Psychiatrie unzureichend objektivieren und rekonstruieren läßt. Merkmale des Längsschnitts werden unumgänglich sein, um das Ausmaß einer psychischen Störung zur Tatzeit abzuschätzen. Erst die biographische Anamnese gibt Aufschluß darüber, welchen Stellenwert ein „life event" besitzt, das zur Tat geführt hat. Nur auf diesem Hintergrund läßt sich auf das Ausmaß einer Reaktion schließen.

Im Rahmen der vorliegenden Studie ließen sich die Hintergrundinformationen nicht einbeziehen, so daß eine Quantifizierung der Syndrome und damit eine Zuordnung zu den Voraussetzungen der §§ 20 und 21 StGB nicht vorgenommen werden kann. Das Material der vorliegenden Studie läßt aber erkennen, daß den affektiven Störungen bei der Alkoholintoxikation eine erheblich forensische Relevanz zukommt.

Die Orientierung der forensischen Beurteilung an der Blutalkoholkonzentration hat sich nach den Ergebnissen der vorliegenden Studie als unzureichend erwiesen. Geht man von 2 Promille bzw. 3 Promille aus, die als Grenzwerte für die Annahme einer erheblich verminderten bzw. aufgehobenen Schuldfähigkeit genannt werden, so treffen diese Kriterien für die in dieser Studie untersuchten Alkoholtäter oft nicht zu, d.h. die Voraussetzungen der §§ 20 und 21 StGB wurden häufig auch bei deutlich unter den genannten Grenzwerten liegenden Blutalkoholspiegeln angenommen. Daraus läßt sich aber nicht auf eine unangemessene oder zu milde Beurteilung durch die Gutachter schließen. Eine wesentliche Rolle dürfte bei der Beurteilung der Steuerungs- und Einsichtsfähigkeit der Grad der affektiven Störung gespielt haben. Der Blutspiegel kann nur dann ein grober Hinweis auf das Ausmaß einer psychischen Störung sein, wenn es weder durch Zeugenaussagen noch durch Exploration des Täters gelingt, sich von dem Tatgeschehen und den Abläufen ein klares Bild zu machen. In diesen Fällen kommt der Blutalkoholkonzentration eine große Bedeutung zu.

Nach den Ergebnissen dieser Studie muß vor der Überbewertung der Blutalkoholkonzentration gewarnt werden. Statt dessen sollte sich die Aufmerksamkeit auf die psychischen Begleiterscheinungen der Alkoholintoxikation richten. Insbesondere affektive Störungen erfordern eine psychiatrische Abklärung ihrer Auswirkungen auf Einsicht und Steuerungsfähigkeit. Die Kenntnis der überindividuellen Reaktionsmuster auf den Alkohol erleichtert eine gezielte Exploration zur Erfassung des psychopathologischen Zustandsbildes zur Tatzeit. Als Orientierungshilfe können die in dieser Studie herausgearbeiteten Syndrome von Nutzen sein.

5 Zusammenfassung

Die Beurteilung der *Schuldfähigkeit* orientiert sich an den Tatmerkmalen zur Tatzeit – krankhafte seelische Störung, tiefgreifende Bewußtseinsstörung, Schwachsinn, schwere andere seelische Abartigkeit – und an dem Ausmaß der Fähigkeit, das Unrecht der Tat einzusehen oder nach dieser Einsicht zu handeln. Während die Zuordnung der Alkoholintoxikation zu den Tatmerkmalen durch die Praxis der Rechtsprechung weitgehend festgelegt ist und insofern keine Schwierigkeiten bereitet, liegt die entscheidende Aufgabe bei der Beurteilung der im Sprachgebrauch als Steuerungsfähigkeit und Einsichtsfähigkeit bezeichneten Merkmale. Ihre Beurteilung erfordert eine exakte Analyse und Beschreibung des psychischen Zustandsbildes des Täters zur Tatzeit. Insofern kommt der *syndromalen Diagnose,* die auf der beschreibenden Ebene eine Zusammenfassung der psychopathologischen Symptome gibt, eine ausschlaggebende Bedeutung zu. Das gilt v. a. für die Alkoholintoxikation, die erst mit der Beschreibung des Erscheinungsbildes zuverlässige Rückschlüsse auf das Ausmaß einer psychischen Beeinträchtigung zuläßt.

Bei der Alkoholintoxikation eine Syndromdiagnose zu stellen, bereitet nach der herkömmlichen Einteilung der *Rauschformen* Schwierigkeiten, da in der Literatur erheblich voneinander abweichende Auslegungen bestehen. Dem *normalen Rausch* werden ein *komplizierter Rausch* (quantitativ abnormer Rausch) und ein *pathologischer Rausch* (qualitativ abnormer Rausch) gegenübergestellt. Was aber als quantitativ und qualitativ abnorm gilt und welche Ein- und Ausschlußkriterien zu fordern sind, darüber gehen die Auffassungen in der Literatur auseinander.

Beim Vergleich von 72 Literaturstellen zum pathologischen Rausch zeigte sich, daß nur die Hälfte der Autoren als eines der Leitsymptome oder Leitsyndrome den Dämmerzustand nennt. Andere gehen von einer Bewußtseinsstörung mit Desorientiertheit aus. Darüber hinaus gibt es aber auch Definitionen, bei denen nicht eine bestimmte Psychopathologie im Vordergrund steht, sondern die Art der Entstehung. So heißt es im Diagnosenschlüssel und Glossar psychiatrischer Krankheiten der WHO zum pathologischen Rausch: „Akute psychotische Episoden, hervorgerufen durch relativ geringe Alkoholmengen". In der Literatur ist das in der Beschreibung der WHO hervorgehobene Kriterium der geringen Menge aber ebenso umstritten wie die Art der Symptomatik und des Verlaufs.

Unscharfe diagnostische Begriffe erschweren die Verständigung und begünstigen Mißverständnisse. Nachteilig wirken sie sich vor allem in der forensischen Psychiatrie aus, wo psychiatrische Diagnosen mehr oder minder eng an juristische Begriffe gekoppelt sind. So gilt z.B. der pathologische Rausch in der psychiatrischen und in der juristischen Literatur als Grund für die Annahme einer Schuldunfähigkeit, was auf eine Straffreiheit hinausläuft. Mit der Diagnose werden daher von medizinischer Seite wichtige Vorentscheidungen getroffen, die den weiteren Verlauf eines Verfahrens entscheidend beeinflussen können. Um deshalb die Rechtssicherheit durch unzureichende Diagnostik nicht in Frage zu stellen, muß der psychiatrische Gutachter um eine Einengung des Ermessensspielraums bemüht sein. Dies geschieht durch Herausarbeiten der überindividuellen psychopathologischen Störungen, ferner durch Festlegung von Ein- und Ausschlußkriterien und durch eine den juristischen Begriffen angepaßte Gewichtung.

Das *Ziel* der vorliegenden Studie galt der Bestimmung der *überindividuellen Reaktionsmuster auf den Alkohol.* Mit modernen Methoden der Datenverarbeitung wurde versucht, die klinisch intuitiv entstandenen Begriffe der Rauschformen zu überprüfen, um durch etwaige Korrekturen zu einer besseren diagnostischen Abgrenzung zu gelangen. Die Gesamtstudie setzt sich aus *drei Teilstudien* zusammen mit insgesamt 772 Fällen. Die erste Teilstudie mit 299 Fällen beruht auf der Auswertung sämtlicher Gutachten aus strafrechtlichen Verfahren, die während eines Zeitraumes von 8 Jahren in der Abteilung für Forensische Psychiatrie der Nervenklinik der Universität München erstellt wurden und Hinweise auf eine Alkoholisierung des Täters zur Tatzeit enthielten. Vorwiegend handelte es sich um Tötungs-, Sexual- und Eigentumsdelikte. Einer weiteren prospektiv angelegten Teilstudie liegen psychiatrische Untersuchungsbefunde von 150 Personen zugrunde, die anläßlich einer polizeilich angeordneten Blutentnahme im Institut für Rechtsmedizin der Universität München erhoben wurden. In Ergänzung zu den forensischen Fällen wurden in einer dritten retrospektiven Teilstudie alle Krankengeschichten von Patienten gesichtet, die während eines 5-Jahres-Zeitraums in der Psychiatrischen Klinik der Universität München mit einer akuten Alkoholintoxikation in stationäre Behandlung gelangten. Mit der Auswertung der Untersuchungsergebnisse von 323 klinischen Patienten weist diese Studie die größte Fallzahl auf.

Die *Datenerhebung* erfolgte bei den Gutachten und den Krankengeschichten mit detailliert ausgearbeiteten Merkmalslisten. Sie enthielten in erster Linie psychopathologische Merkmale zur Erfassung des Zustandsbildes der akuten Alkoholintoxikation. Darüber hinaus wurden aber auch Kriterien zur Abklärung der Syndromgenese einbezogen, wie Verlaufsmerkmale, konstellierende Faktoren, Persönlichkeitseigenschaften, Begleiterkrankungen. Auf diese Weise sollte versucht werden, die überindividuellen Reaktionsmuster auf den Alkohol herauszuarbeiten. Dazu mußten andere an der Entstehung der psychopathologischen Zustandsbilder beteiligte Faktoren eingegrenzt und in ihrer Bedeutung für die Syndromgenese bestimmt werden. Bei der retrospektiven Untersuchung der alkoholisierten Personen wurden die psychiatrischen Befunde auf einen AMP-Beleg festgehalten, einer von der Arbeitsgemeinschaft für Methodik und Dokumentation in der Psychiatrie entwickelten Symptomenliste zur standardisierten Dokumentation psychiatrischer Befunde. Bei der *Auswertung* kamen als statistische Verfahren der Chi-Quadrat-Test, meist in Form des Vierfelder-Tests, sowie die Clusteranalyse zur Anwendung.

Bei der Sichtung der *Ergebnisse* interessierte zunächst die Frage, ob sich die herkömmliche Einteilung der Rauschformen in der klinischen Praxis nicht doch besser bewährt, als es die unterschiedlichen Definitionen in der Literatur vermuten lassen. Ein *pathologischer Rausch* wurde bei den begutachteten Probanden 4mal und bei den klinischen Patienten 5mal gestellt. Auf die beiden untersuchten Gruppen bezogen machte der Anteil 1,4% aus. Bei der Synopsis der 9 Fälle fiel auf, daß mit der gleichen Diagnose verschiedene psychopathologische Zustandsbilder bezeichnet worden waren. Der von vielen Autoren als Leitsyndrom herausgestellte Dämmerzustand bestand mehr oder minder eindeutig bei 5 von 9 Personen. In keinem dieser Fälle war der Dämmerzustand von ärztlicher Seite beobachtet worden, so daß sich die Diagnose ausschließlich auf die Angaben von Laien stützen mußte. Das ebenfalls häufig hervorgehobene Kriterium der geringen Alkoholmenge war sogar nur einmal vorhanden.

Ähnlich wie beim pathologischen Rausch zeigte sich die unterschiedliche Auslegung des diagnostischen Begriffs auch beim *komplizierten Rausch*. Die in der Klinik tätigen Ärzte machten in den 5 Jahren von dieser Diagnose kaum Gebrauch. Nur eine Krankengeschichte (0,3%) wurde mit dieser Diagnose gefunden. Die Gutachter nahmen bei jedem 8. untersuchten Probanden (13%) einen komplizierten oder quantitativ abnormen Rausch an. Nach der Auswertung dieser 39 Fälle bezogen die Gutachter die quantitative Abweichung auf die Bewußtseinsstörung, die nach ihrer Auffassung im Mißverhältnis zur konsumierten Alkoholmenge stand. Diese Auslegung steht im Widerspruch zu der Definition von Binder, der als Kriterium des quantitativ Abnormen die „vitale Erregung" nannte.

Nach den Ergebnissen spiegeln sich die aus der Literatur bekannten *unterschiedlichen Auslegungen* der Rauschformen in der forensischen und klinischen Praxis wider. Die Notwendigkeit schärfer abgrenzbarer Begriffe wird damit deutlich unterstrichen.

Das Ziel der schärferen Abgrenzung sollte mit statistischen Verfahren erreicht werden. Ob dies gelingen würde, erschien ungewiß, da nach den Beschreibungen der Rauschformen mit fließenden Übergängen gerechnet werden mußte, die eine Abgrenzung erschweren oder verhindern. Mit Hilfe der *Clusteranalyse* wurde versucht, die im Zusammenhang mit der Alkoholintoxikation gehäuft gemeinsam aufgetretenen psychopathologischen Merkmale der Alkoholintoxikation aufzudecken. Ein solches Cluster entspricht dem klinischen Syndrom, das ebenfalls zusammenhängende Symptome beschreibt.

Überraschend bildeten sich bei der Clusteranalyse Symptomengruppierungen heraus, die *klinisch geläufigen Syndrombegriffen* entsprechen, wie sie bereits heute zur Deskription anderer psychiatrischer Krankheitsbilder üblich sind. Unter Berücksichtigung der klinischen Fälle und der Literatur ergaben sich *10 psychopathologische Syndrome:*

- Störungen von Bewußtsein und Motorik
- Störungen der Orientierung
- Paranoid-halluzinatorisches Syndrom
- Manisches Syndrom
- Gereizt-aggressives Syndrom
- Depressives Syndrom
- Suizidalität
- Angstsyndrom
- Sexuelle Erregung
- Amnestisches Syndrom.

Die Syndrome treten einzeln oder in wechselnden Verbindungen auf. Da die statistisch gefundenen Syndrome klinisch geläufigen Syndrombegriffen entsprechen, bieten sie auf der *deskriptiven Ebene* eine gute Grundlage für die gegenseitige Verständigung.

Auf der *ätiopathogenetischen Ebene* ergab die Datenverarbeitung deutliche *Unterschiede bei der Syndromgenese* mit einem Überwiegen des Faktors *Alkohol* bei den Störungen von Bewußtsein und Motorik, der Desorientiertheit, dem paranoid-halluzinatorischen Syndrom und dem manischen Syndrom. Darüber hinaus zeigten sich Anhaltspunkte für eine alkoholbedingte Labilisierung und Akzentuierung vorbestehender psychischer Auffälligkeiten. Bei den anderen Syndromen spielten neben dem Alkohol *situative Einflüsse* und *persönlichkeitsbedingte Faktoren* eine wesentliche mitverursachende Rolle. Die *chronische Alkoholintoxikation* greift ebenfalls modifizierend in die Syndromgenese ein. Die Ergebnisse beweisen die oft *multifaktorielle Genese* der psychopathologischen Syndrome bei einer Alkoholintoxikation. Die nachgewiesene Vielfalt des Bedingungsgeflechtes wird mit der allgemeinen Bezeichnung Rausch oder Alkoholintoxikation nicht erfaßt. Es empfiehlt sich daher, auch auf der ätiopathogenetischen Ebene eine Differenzierung nach den wesentlichen Gesichtspunkten vorzunehmen.

Die verschiedenartigen psychopathologischen Syndrome und ihre unterschiedlichen Entstehungsbedingungen sprechen für die Anwendung der sog. *multiaxialen Diagnose,* wie sie zur internationalen Klassifikation psychiatrischer Krankheitsbilder angestrebt wird. Mit einem differenzierten

Merkmalskatalog wird sie der Besonderheit des Einzelfalles am besten gerecht. Wie die Auswertung gezeigt hat, ist die Anzahl der überindividuellen Reaktionsmuster relativ klein. Auch bei Verwendung der multiaxialen Diagnose bleiben daher die Kombinationsmöglichkeiten überschaubar.

Im Vergleich zu der bestehenden Einteilung der Rauschformen bietet die multiaxiale Diagnose den Vorteil der genaueren Wiedergabe auf der deskriptiven und ätiopathogenetischen Ebene. Außerdem wird der Ermessensspielraum durch Verwendung klinisch bekannter Syndrome eingeengt. Forensisch ergibt sich dadurch eine *größere Sicherheit in der Beurteilung*, da der Gutachter den Schweregrad einer Störung an den Syndromen messen kann, mit denen er durch seine Ausbildung und klinische Erfahrung vertraut ist. Diese direkte Schlußfolgerung auf die forensische Bedeutung verspricht eine zuverlässigere Bewertung, als es jetzt durch Zwischenschaltung unscharfer Begriffe der Fall ist.

Als ein noch unzureichend bearbeitetes Problem hat sich auch in dieser Studie die Quantifizierung psychischer Merkmale herausgestellt. Während es heute ohne wesentliche Schwierigkeiten gelingt, qualitative Merkmale voneinander zu trennen und nach Leitsyndromen wieder zusammenzusetzen, lassen sich quantitative Unterschiede nur ungenügend operationalisieren. Dieses zentrale Problem der forensischen Psychiatrie, dem der forensisch tätige Psychiater täglich begegnet, bedarf dringend einer wissenschaftlichen Bearbeitung. Die in dieser Studie gewonnenen Erfahrungen mit der statistischen Datenverarbeitung ermutigen, zukünftig auch dieses Problem in ähnlicher Weise anzugehen.

Literatur

1. American Psychiatric Association (1980) Diagnostic and statistical manual of mental disorders, 3rd edn. Washington, D.C., APA, 1980. Deutsche Ausgabe: Diagnostisches und Statistisches Manual Psychischer Störungen DSM-III (Deutsche Bearbeitung: Koehler K, Sass H). Beltz, Weinheim Basel, 1984
2. Anton A (1958) Die klinische und forensisch-psychiatrische Beurteilung pathologischer Rauschzustände. Marhold, Halle
3. Arbeitsgemeinschaft für Methodik und Dokumentation in der Psychiatrie (AMP) (1972) Das AMP-System, 2. Aufl. Springer, Berlin Heidelberg New York
4. Auer (1912) Zur Statistik und Symptomatologie der bei Marine-Angehörigen vorkommenden psychischen Störungen, insbesondere über Katatonie, pathologischen Rausch, Imbezillität und deren forensische Beurteilung. Arch Psychiatr Nervenkr 49:265–316
5. Bachmann G (1981) Die psychopathologischen Zustandsbilder bei akuter Alkoholintoxikation. Dissertation, München
6. Baumann U (1974) Diagnostische Differenzierungsfähigkeit von Psychopathologie-Skalen. Arch Psychiat Nervenkr 219:89–103
7. Beckman LJ (1979) Reported effects of alcohol on the sexual feelings and behavior of woman alcoholics and nonalcoholics. J Stud Alcohol 40:272–282
8. Bennett RM, Buss AH, Carpenter JA (1969) Alcohol and human physical aggression. QJ Stud Alcohol 30:870–876
9. Berner P (1979) Psychiatrische Systematik. 2. Aufl. Huber, Bern Stuttgart Wien
10. Bialek HD (1976) Alkohol und Kriminalität. Kriminalist 8:211–223
11. Binder H (1935) Über alkoholische Rauschzustände. Schweiz Arch Neurol Psychiat 35:209–228
12. Binder H (1936) Über alkoholische Rauschzustände. Schweiz Arch Neurol Psychiat 36:17–51
13. Bing R, Schönberg S (1925) Der pathologische Rausch. Schweiz Med Wochenschr 55:157–164
14. Binswanger H (1935) Klinische und charakterologische Untersuchungen an pathologisch Berauschten. Z Ges Neurol Psychiat 152:703–737
15. Birnbaum IM, Parker ES (1977) Acute effects of alcohol on storage and retrieval. In: Birnbaum IM, Parker ES (eds) Alcohol and human memory. Erlbaum, Hillsdale
16. Birnbaum IM, Parker ES, Hartley JT, Noble EP (1978) Alcohol and memory: retrieval processes. J Verb Learning Verb Behav 17:325–335
17. Blair D (1969) The medico-legal problems of pathological alcoholic intoxication. Med Sci Law 9:94–98
18. Bleuler E (1969) Lehrbuch der Psychiatrie, 11. Aufl. Springer, Berlin Heidelberg New York
19. Bleuler E (1979) Lehrbuch der Psychiatrie, 14. Aufl. Springer, Berlin Heidelberg New York
20. Block MA (1974) Alcoholism – its facets and phases, 10th edn. Day, New York
21. Bonhoeffer K (1905) Die alkoholischen Geistesstörungen. Dtsch Klin 6:511–540
22. Bonhoeffer K (1908) Zur Frage der Klassifikation der symptomatischen Psychosen. Berl Klin Wochenschr 45:2257–2260
23. Bonhoeffer K (1909) Zur Frage der exogenen Psychosen. Zentralbl Nervenheilkd 32:499–505
24. Bonhoeffer K (1917) Die exogenen Reaktionstypen. Arch Psychiat 58:58–70

25. Borkenstein RF, Crowther RF, Shumate RP, Ziel WB, Zylman R (1974) The role of the drinking driver in traffic accidents. Blutalkohol 11 [Suppl]
26. Bowman KM, Jellinek EM (1941) Alcoholic mental disorders. QJ Stud Alcohol 2:312–390
27. Boyatzis RE (1974) The effects of alcohol consumption on the aggressive behavior of men. QJ Stud Alcohol 35:959–972
28. Boyatzis RE (1975) The predisposition toward alcohol-related interpersonal aggression in men. J Stud Alcohol 36:1196–1207
29. Bresser PH (1984) Trunkenheit – Bewußtseinsstörung – Schuldfähigkeit. Forensia 5:45–60
30. Briddell DW, Wilson GT (1976) Effects of alcohol and expectancy set on male sexual arousal. J Abnorm Psychol 85:225–234
31. Briddell DW, Rimm DC, Caddy GR, Krawitz G, Sholis D, Wunderlin RJ (1978) Effects of alcohol and cognitive set on sexual arousal to deviant stimuli. J Abnorm Psychol 87:418–430
32. Bürkle PA, Mallach HJ (1968) Statistische Untersuchungen über den Einfluß von Lebensalter, Körperlänge und -gewicht auf den Diagnosegrad bei Personen mit hohen Blutalkoholwerten. Blutalkohol 5:355–358
33. Bumke O (1942) Lehrbuch der Geisteskrankheiten, 5. Aufl. Bergmann, München
34. Bundeskriminalamt (1983) Polizeiliche Kriminalstatistik 1982. Wiesbaden 1983
35. Butz H (1977) Intoxication and withdrawal. In: Estes NJ, Heinemann ME (eds) Alcoholism. Mosby, St. Louis
36. Carpenter JA, Armenti NP (1972) Some effects of ethanol on human sexual and aggressive behavior. In: Kissin B, Begleiter H (eds) The biology of alcoholism, vol 2. Plenum Press, New York London
37. Chotzen F (1907) Transitorische Alkoholpsychosen. Monatsschr Psychiatr 21:285–308
38. Conrad K (1959) Das Problem der „nosologischen Einheit" in der Psychiatrie. Nervenarzt 30:488–494
39. Conrad K (1971) Die beginnende Schizophrenie, 3. Aufl. Thieme, Stuttgart
40. Conrad K (1972) Die symptomatischen Psychosen. In: Kisker KP, Meyer J-E, Müller M, Strömgren E (Hrsg) Psychiatrie der Gegenwart, Bd 2. Springer, Berlin Heidelberg New York
41. Coper H (1972) Pharmakologie und klinische Pharmakologie des Alkohols. Dtsch Med J 23:514–517
42. Cramer A (1908) Gerichtliche Psychiatrie, 4. Aufl. Fischer, Jena
43. Crinis M de (1943) Gerichtliche Psychiatrie. In: Pietrusky F (Hrsg) Gerichtliche Medizin. Heymanns, Berlin
44. Cuthbert M (1970) A portfolio of murders. Br J Psychiat 116:1–10
45. Decsi K (1927) Beitrag zur forensischen Bedeutung der pathologischen Rauschzustände. Psychiat Neurol Wochenschr 29:37–38
46. Degkwitz R, Helmchen H, Kockott G, Mombour W (1975) Diagnosenschlüssel und Glossar psychiatrischer Krankheiten. Deutsche Ausgabe der internationalen Klassifikation der Krankheiten der WHO (ICD), 8. Revision der ICD, 4. Aufl. Springer, Berlin Heidelberg New York
47. Degkwitz R, Helmchen H, Kockott G, Mombour W (1980) Diagnosenschlüssel und Glossar psychiatrischer Krankheiten. Deutsche Ausgabe der internationalen Klassifikation der Krankheiten der WHO (ICD), 9. Revision der ICD, 5. Aufl. Springer, Berlin Heidelberg New York
48. Derwort A (1964) Die strafrechtliche Verantwortlichkeit des Rauschtäters. Krim Gfr 6:70–82
49. Deutsche Hauptstelle gegen die Suchtgefahren (1985) Jahrbuch 1985 zur Frage der Suchtgefahren. Neuland, Hamburg
50. Diehn E, Hippius H (1973) Psychopharmakologie. In: Müller C (Hrsg) Lexikon der Psychiatrie. Springer, Berlin Heidelberg New York
51. Diesinger I (1977) Der Affekttäter. de Gruyter, Berlin New York
52. Dietz G, Dürwald W (1976) Gerichtliche Medizin. Barth, Leipzig
53. Dietz K, Mallach HJ (1979) Über die Verteilung hoher, mit dem Leben noch vereinbarer Blutalkoholwerte. Blutalkohol 16:264–275

148

54. Dreher E, Tröndle H (1983) Strafgesetzbuch, 41. Aufl. Beck, München
55. Drewes J (1977) Die kriminogenen Wirkungen des Alkohols bei jungen Straftätern. Dissertation, Göttingen
56. Ducho E-G (1967) Zur statistischen Auswertung von Trunkenheitsbefunden. Blutalkohol 4:128–133
57. Englert H (1979) Totale, prolongierte Situationsernüchterung bei sehr hoher Blutalkoholkonzentration. Öff Gesundheitswes 41:1–3
58. Essen-Möller E (1961) On classification of mental disorders. Acta Psychiat Scand 37:119–126
59. Farkas GM, Rosen RC (1976) Effect of alcohol on elicited male sexual response. J Stud Alcohol 37:265–272
60. Faust V (1975) Drogen – Ausdruck unserer Zeit. Teil III: Alkohol Hoheneck, Hamm
61. Feuerlein W, von Clarmann M, Fischer A, Schröder E, Lepthien H (1978) Psychiatrische Notfälle bei akuter Alkoholintoxikation. Therapiewoche 28:2913–2919
62. Feuerlein W (1979) Alkoholismus – Mißbrauch und Abhängigkeit, 2. Aufl. Thieme, Stuttgart
63. Fleck U (1956) Über die Bewußtseinstrübung bei den exogenen Reaktionsformen (Bonhoeffer). Nervenarzt 27:433–440
64. Flück CM (1968) Alkoholrausch und Zurechnungsfähigkeit. Helbing & Lichtenhahn, Basel Stuttgart
65. Flügel KA (1975) Organisch begründete psychiatrische Befunde bei Alkoholabhängigen. Dtsch Med Wochenschr 100:2105–2107
66. Forster B, Joachim H (1975) Blutalkohol und Straftat. Thieme, Stuttgart
67. Freudenthal K, Gebhardt R, Pietzcker A (1977) AMP (PAS) and BPRS: A comparison of two assessment methods. Pharmakopsychiatry 10:57–66
68. Frey R (1976) Trunkenheit – Rausch – Alkoholvergiftung. In: Frey R (Hrsg) Die Alkoholvergiftung. Springer, Berlin Heidelberg New York
69. Gärtner H-V (1969) Zur Frage der kriminogenen Wirkung des Alkohols. Dissertation, Tübingen
70. Gerchow J (1976) Über den Einfluß der kleinen Alkoholdosen auf die Verkehrssicherheit unter besonderer Berücksichtigung der Ergebnisse des sog. Wolfsburger Versuches. Blutalkohol 13:341–357
71. Gerchow J (1978) Der akute Notfall. DHS Informationsdienst 31:1–8
72. Gewecke M (1967) Die subjektive Wirkung des Alkohols. Dissertation, München
73. Gillies H (1976) Homicide in the West of Scotland. Br J Psychiat 128:105–127
74. Goodwin DW, Crane JB, Guze SB (1969) Phenomenological aspects of the alcoholic "blackout". Br J Psychiat 115:1033–1038
75. Goodwin DW, Othmer E, Halikas JA, Freemon F (1970) Loss of short term memory as a predictor of the alcoholic "blackout". Nature (Lond) 227:201–202
76. Goodwin DW (1971) Blackouts and alcohol induced memory dysfunction. In: Recent advances in studies on alcoholism. Proceedings of the 1970 NIAAA Interdisciplinary Symposium 1971. Rockville, Maryland
77. Goodwin DW (1971) Two species of alcoholic "blackout". Am J Psychiat 127:1665–1670
78. Grünberger J (1977) Psychodiagnostik des Alkoholkranken. Maudrich, Wien München Bern
79. Gruhle HW (1954) Die forensische Beurteilung der Alkoholwirkung. Med Sachverst 51:54–56
80. Haase D (1955) Statistische Untersuchungen über die Beziehungen zwischen Blutalkoholkonzentration und ärztlich festgestellten äußeren Symptomen der Alkoholwirkung. Dissertation, Bonn
81. Hallermann W (1963) Affekt, Triebdynamik und Schuldfähigkeit. Dtsch Z Ges Gerichtl Med 53:219–229
82. Hallermann W, Steigleder E (1968) Alkohol und Strafrecht. Monatsschr Kriminol 51:104–115
83. Hartocollis P (1962) Drunkenness and suggestion: an experiment with intravenous alcohol. QJ Stud Alcohol 23:376–389
84. Heber G, Kryspin-Exner K (1966) Experimentelle Untersuchungen zur Frage der sogenannten Palimpseste bei Alkoholkranken. Wien Z Nervenkr 24:219–226

85. Heifer U (1964) Untersuchungen über die Wertigkeit von Alkoholwirkungs-Merkmalen. Blutalkohol 2:244–258
86. Heilbronner K (1905) Die strafrechtliche Begutachtung der Trinker. In: Hoche A (Hrsg) Sammlung zwangloser Abhandlungen aus dem Gebiete der Nerven- und Geisteskrankheiten, Bd 5. Marhold, Halle
87. Heilig (1912) Über Alkoholpsychosen. Z Ges Neurol Psychiatr 10:109–197
88. Helmbrecht J, Krauland W (1977) Häufigkeit der Blutalkoholkonzentration über 3‰ (Berlin-West 1956–1976). Blutalkohol 14:12–18
89. Helmchen H (1980) Multiaxial systems of classification. Acta Psychiat Scand 61:43–55
90. Hippius H (1979) Psychiatrie. Springer, Berlin Heidelberg New York
91. Hirschmann J (1964) Zur Kriminologie der akuten Alkoholpsychosen. Kriminalbiol Gegenwartsfr 6:55–69
92. Hobi V, Miest P-C, Richter R, Schwarz E, Goldberg L, Ladewig D, Reggiani G (1976) Der zeitliche Verlauf der Alkoholwirkung in Skalen der Selbstbefindlichkeit. Pharmakopsychiatrie 9:313–322
93. Hoff H (1956) Lehrbuch der Psychiatrie, Bd 1. Schwabe, Basel Stuttgart
94. Hoff H, Kryspin-Exner K (1962) Persönlichkeit und Verhalten des alkoholisierten Verkehrsteilnehmers. Blutalkohol 1:323–336
95. Hoppe H (1912) Die Tatsachen über den Alkohol, 4. Aufl. Reinhardt, München
96. Huber G (1972) Klinik und Psychopathologie der organischen Psychosen. In: Kisker KP, Meyer J-E, Müller M, Strömgren E (Hrsg) Psychiatrie der Gegenwart, Bd 2/Teil 2, 2. Aufl. Springer, Berlin Heidelberg New York
97. Huber G (1974) Psychiatrie. Schattauer, Stuttgart New York
98. Hübner AH (1914) Lehrbuch der forensischen Psychiatrie. Marcus & Webers, Bonn
99. Jahrreiss W (1966) Alkoholismus. In: Sieverts R (Hrsg) Handwörterbuch der Kriminologie, 2. Aufl. de Gruyter, Berlin
100. Janowska H (1972) Alkoholizm sprawców zabójstw. Probl Alkzmu (Wars) 18:8–12 (1970) Zit. in QJ Stud Alcohol 33:902
101. Janzarik W (1955) Sexualdelikt im Ausnahmezustand nach Elektroschockbehandlung und Alkoholgenuß. Monatsschr Kriminol 38:108–119
102. Jaspers K (1959) Allgemeine Psychopathologie, 7. Aufl. Springer, Berlin Göttingen Heidelberg
103. Jones BM, Jones MK (1977) Alcohol and memory impairment in male and female social drinkers. In: Birnbaum IM, Parker ES (eds) Alcohol and human memory. Erlbaum, Hillsdale
104. Kalin R, McClelland DC, Kahn M (1965) The effects of male social drinking on fantasy. J Pers Soc Psychol 1:441–452
105. Katschajev AK (1979) Zur Abgrenzung der einfachen Trunkenheit vom pathologischen Rausch. In: Szewczyk H (Hrsg) Der Alkoholiker. Fischer, Jena
106. Kelly M, Myrsten A-L, Neri A, Rydberg U (1970) Effects and after-effects of alcohol on physiological and psychological functions in man – a controlled study. Blutalkohol 7:422–436
107. Kendell RE (1975) The role of diagnosis in psychiatry. Blackwell, Oxford London Edinburgh Melbourne
108. Keup W (1976) Sucht, Abhängigkeit und Mißbrauch. In: Deutscher Ärztekalender 1977. 50. Jahrg. Urban & Schwarzenberg, München Wien Baltimore
109. Keyserlingk H von (1977) Die forensische Bedeutung des Alkoholismus. In: Szewczyk H (Hrsg) Kriminalität und Persönlichkeit. Fischer, Jena
110. Kielholz P, Battegay R (1972) Therapie der akuten Alkoholintoxikation und des chronischen Alkoholismus. In: Kisker KP, Meyer JE, Müller M, Strömgren E (Hrsg) Psychiatrie der Gegenwart, Bd. II/2. Springer, Berlin Heidelberg New York
111. Klose I, Darschin G (1973) Ärztliche Berichte über Personen mit hohen Blutalkoholwerten. Blutalkohol 10:410–411
112. Kolle K (1961) Psychiatrie, 5. Aufl. Thieme, Stuttgart
113. Kraepelin E (1892) Über die Beeinflussung einfacher psychischer Vorgänge durch einige Arzneimittel. Fischer, Jena
114. Kraepelin E (1910) Psychiatrie, 8. Aufl, Bd 2, Teil 1. Barth, Leipzig

115. Krafft-Ebing R von (1900) Lehrbuch der Gerichtlichen Psychopathologie, 3. Aufl, 2. Ausg. Enke, Stuttgart
116. Krauland W, Rose C, Freudenberg K (1964) Blutalkoholkonzentration und ärztliche Diagnose. Blutalkohol 2:514–540
117. Kryspin-Exner K (1973) Alkoholismus. In: Müller C (Hrsg) Lexikon der Psychiatrie. Springer, Berlin Heidelberg New York
118. Kürzinger R (1958) Ist eine alkoholische Beeinflussung aus dem äußeren Verhalten zu erkennen? Dtsch Gesundheitswes 13:1522–1532
119. Kürzinger R (1959) Die unterschiedliche klinische Beurteilung der alkoholischen Beeinflussung bei verschiedenen Straftaten. Dtsch Gesundheitswes 14:1179–1187
120. Kürzinger R (1960) Die phasenverschiedene Wirkung des Alkohols. Dtsch Gesundheitswes 15:1742–1749
121. Kürzinger R (1979) Zur Wertung der objektiven Feststellung des Grades der alkoholischen Beeinflussung. In: Szewczyk H (Hrsg) Der Alkoholiker. Fischer, Jena
122. Kutner R (1908) Der pathologische Rausch. Med Klin 36:1369–1372
123. Lang AR, Goeckner DJ, Adesso VJ, Marlatt GA (1975) Effects of alcohol on aggression in male social drinkers. J Abnorm Psychol 84:508–518
124. Lange J (1934) Spezielle gerichtliche Psychopathologie. In: Hoche A (Hrsg) Handbuch der Gerichtlichen Psychiatrie, 3. Aufl. Springer, Berlin
125. Langelüddeke A (1971) Gerichtliche Psychiatrie, 3. Aufl. de Gruyter, Berlin
126. Langelüddeke A, Bresser PH (1976) Gerichtliche Psychiatrie, 4. Aufl. de Gruyter, Berlin New York
127. Lenz H (1975) Die forensische Bedeutung von Bewußtseinsstörungen. Monatsschr Kriminol 58:267–272
128. Leopold D, Müller E (1968) Forensische Betrachtungen zur abnormen Alkoholverträglichkeit. Blutalkohol 5:243–247
129. Lisman SA (1974) Alcoholic "blackout": state dependent learning? Arch Gen Psychiat 30:46–53
130. Maletzky BM (1973) The episodic dyscontrol syndrome. Dis Nerv Syst 34:178–185
131. Mallach HJ, Röseler P (1962) Über die hochgradige Alkoholwirkung beim Menschen. Blutalkohol 1:161–175
132. Marinacci AA, von Hagen KO (1972) Alcohol and temporal lobe dysfunction. Some of its psychomotor equivalents. Behav Neuropsychiatr (Chicago) 3:2–11
133. Martorano RD (1974) Mood and social perception in four alcoholics. Effects of drinking and assertion training. QJ Stud Alcohol 35:445–457
134. May PRA, Ebaugh FG (1953) Pathological intoxication, alcoholic hallucinosis, and other reactions to alcohol. QJ Stud Alcohol 14:200–227
135. Mayfield D, Allen D (1967) Alcohol and affect: a psychopharmacological study. Am J Psychiat 123:1346–1351
136. Mayfield DG, Montgomery D (1972) Alcoholism, alcohol intoxication, and suicide attempts. Arch Gen Psychiat 27:349–353
137. Mayfield DG (1973) Inkblot technique in experimental intoxication: a comparison of psychodynamic functions of alcohol in alcoholics and nonalcoholics. Br J Addict 68:197–199
138. Mayfield D (1976) Alcoholism, alcohol, intoxication and assaultive behavior. Dis Nerv Syst 37:288–291
139. McNamee HB, Mello NK, Mendelson JH (1968) Experimental analysis of drinking patterns of alcoholics: concurrent psychiatric observations. Am J Psychiatr 124:1063–1069
140. Meggendorfer F (1928) Intoxikationspsychosen. In: Bumke O (Hrsg) Handbuch der Geisteskrankheiten, Bd 7. Springer, Berlin
141. Mende W (1974) Forensische Komplikationen bei depressiven Syndromen. MMW 116:783–786
142. Mende W (1975) Zur forensischen Bedeutung des Alkoholismus. In: Haase HJ (Hrsg) Der Alkoholkranke in Klinik und Praxis. Thieme, Stuttgart
143. Mende W (1979) Die „tiefgreifende Bewußtseinsstörung" in der forensisch-psychiatrischen Diagnostik. In: Kaufmann A, Bemmann G, Krauss D, Volk K (Hrsg) Festschrift für Paul Bockelmann. Beck, München

151

144. Mende W (1979) Forensische Psychiatrie in der Bundesrepublik Deutschland. In: Bleuler E (Hrsg) Lehrbuch der Psychiatrie, 14. Aufl. Springer, Berlin Heidelberg New York
145. Meyer E (1907) Rausch und Zurechnungsfähigkeit. Arch Psychiatr 42:163–179
146. Meyer-Tochtrop H (1940) Der pathologische Alkoholrausch in Beziehung zur Kriminalität. Dissertation, Münster
147. Milone FF, Lorizio FA, Rizzato G (1974) Amnesien bei Alkoholikern. In: Fontanari D, Kugler J, Lechner H (Hrsg) Das Gedächtnis und seine klinisch bedeutsamen Störungen. Banaschewski, München
148. Möller H-J, Piree S, von Zerssen D (1978) Psychiatrische Klassifikation. Nervenarzt 49:445–455
149. Mombour W, Gammel G, von Zerssen D, Heyse H (1973) Die Objektivierung psychiatrischer Syndrome durch multifaktorielle Analyse des psychopathologischen Befundes. Nervenarzt 44:352–358
150. Mombour W (1974) Syndrome bei psychiatrischen Erkrankungen. Arch Psychiatr Nervenkr 219:331–350
151. Mombour W (1975) Klassifikation, Patientenstatistik, Register. In: Kisker KP, Meyer JE, Müller C, Strömgren E (Hrsg) Psychiatrie der Gegenwart, 2. Aufl, Bd III. Springer, New York
152. Mombour W (1976) Systematik psychischer Störungen. In: Gottschaldt K, Lersch P, Sander F, Thomae H (Hrsg) Handbuch der Psychologie, Bd 8/1. Hogrefe, Göttingen Toronto Zürich
153. Mönkemöller (1914) Der pathologische Rauschzustand und seine forensische Bedeutung. Arch Krim Antrop 59:120–184 und 193–231
154. Morgan R, Cagan EJ (1974) Acute alcohol intoxication, the disulfiram reaction, and methyl alcohol intoxication. In: Kissin B, Begleiter H (eds) The biology of alcoholism, vol 3. Plenum Press, New York London
155. Mueller B (1930) Zur Terminologie und forensischen Beurteilung alkoholischer Rauschzustände nebst Bemerkungen über das künftige Strafrecht. Dtsch Z Ges Gerichtl Med 14:296–324
156. Müller H (1976) Die Behandlung der Alkoholvergiftung am Beispiel der Mainzer Rosenmontagserfahrungen. In: Frey R (Hrsg) Die Alkoholvergiftung. Springer, Berlin Heidelberg New York
157. Nathan PE, Titler NA, Lowenstein LM, Solomon P, Rossi AM (1970) Behavioral analysis of chronic alcoholism. Arch Gen Psychiat 22:419–430
158. Newman HW (1935) Alcohol injected intravenously. Am J Psychiat 91:1343–1352
159. Ochernal M, Szewczyk H (1979) Pathologischer Rausch und pathologisch gefärbter Rausch. In: Szewczyk H (Hrsg) Der Alkoholiker. Fischer, Jena
160. Penttilä A, Tenhu M, Kataja M (1972) Das Vorkommen von hohem Blutalkoholgehalt (über 3‰) bei im Straßenverkehr angetroffenen Personen. Blutalkohol 9:45–52
161. Peters UH (1976) Psychiatrie der akuten Alkoholvergiftung und akute Alkoholpsychosen. In: Frey R (Hrsg) Die Alkoholvergiftung. Springer, Berlin Heidelberg New York
162. Pietzcker A, Gebhardt R, Freudenthal K (1977) Ein Vergleich nosologisch-diagnostischer mit clusteranalytisch gefundenen Gruppen anhand AMP-dokumentierter psychopathologischer Befunde. Nervenarzt 48:276–282
163. Pincus JH, Tucker GJ (1978) Violence in children and adults: a neurological view. J Am Acad Child Psychiatry 17:277–288
164. Pohorecky LA (1977) Biphasic action of ethanol. Biobehav Rev 1:231–240
165. Ponsold A (1967) Lehrbuch der Gerichtlichen Medizin, 3. Aufl. Thieme, Stuttgart
166. Raecke (1917) Zur Lehre vom pathologischen Rausche. Vjschr Ger Med 53:49–84
167. Raff G, Staak M, Schubring G (1978) Zur Methodik der Objektivierung von alkoholbedingten Stimmungsänderungen. Blutalkohol 15:241–251
168. Rasch W (1964) Tötung des Intimpartners. Enke, Stuttgart
169. Rasch W (1966) Qualität und Erlebnistönung forensisch relevanter Rauschzustände. Blutalkohol 3:583–590
170. Rasch W (1966) Das Amnesie-Problem in der forensischen Psychiatrie. In: Gerchow J (Hrsg) An den Grenzen von Medizin und Recht. Enke, Stuttgart

171. Rasch W (1969) Wert und Verwertbarkeit der sogenannten klinischen Trunkenheitsunter-
     suchung. Blutalkohol 6:129–140
172. Rasch W (1975) Tötungsdelikte, nicht-fahrlässige. In: Schneider HJ (Hrsg) Handwörter-
     buch der Kriminologie, 2. Aufl. de Gruyter, Berlin
173. Rauch H-J (1974) Suchten. In: Eisen G (Hrsg) Handwörterbuch der Rechtsmedizin, Bd 2.
     Enke, Stuttgart
174. Rauch M (1982) Die Bedeutung des Alkohols bei Sexualdelikten. Dissertation, München
175. Reiff A (1967) Psychopathologische, psychologische und soziologische Merkmale des
     Notzuchttäters. Dissertation, Göttingen
176. Richter G (1909) Über pathologische Rauschzustände. Dissertation, Berlin
177. Rommeney G (1955) Der Begriff der Volltrunkenheit im § 330a StGB. Med Sachverst
     51:144–146
178. Rosen LJ, Lee CL (1976) Acute and chronic effects of alcohol use on organizational pro-
     cesses in memory. J Abnorm Psychol 85:309–317
179. Rosenfeld M (1929) Die Störungen des Bewußtseins. Thieme, Leipzig
180. Ryback RS (1970) Alcohol amnesie. QJ Stud Alcohol 31:616–632
181. Ryback RS (1971) The continuum and specificity of the effects of alcohol on memory. QJ
     Stud Alcohol 32:995–1016
182. Sass H (1983) Die „tiefgreifende Bewußtseinsstörung" gemäß der §§ 20, 21 StGB. Foren-
     sia 4:3–23
183. Scharfetter C (1976) Allgemeine Psychopathologie. Thieme, Stuttgart
184. Schipkowensky N (1967) Zur nosologischen Problematik des pathologischen Rausches.
     Wien Z Nervenheilkd 25:415–428
185. Scholz P (1958) Motive und Ursachen bei Körperverletzungen. Röhrscheid, Bonn
186. Schorsch E (1971) Sexualstraftäter. Enke, Stuttgart
187. Schorsch E, Becker N (1977) Angst, Lust, Zerstörung. Rowohlt, Hamburg
188. Schroeder P (1912) Intoxikationspsychosen. In: Aschaffenburg G (Hrsg) Handbuch der
     Psychiatrie. Spez. Teil, 3. Abt., 1. Hälfte. Deuticke, Leipzig Wien
189. Schröder H (1934) Zur Diagnose des pathologischen Rausches mit einem Beispiel einer
     Begutachtung. Psychiat Neurol Wochenschr 36:211–214
190. Schulte W, Tölle R (1971) Psychiatrie. Springer, Berlin Heidelberg New York
191. Schultze E (1915) Toxische Psychosen. In: Binswanger O, Siemerling E (Hrsg) Lehrbuch
     der Psychiatrie. Fischer, Jena
192. Schulz V, Schnabel KH, Erdmann W (1976) Die Alkoholintoxikation – Erkennung und
     Abgrenzung gegenüber anderen Vergiftungen. In: Frey R (Hrsg) Die Alkoholvergiftung.
     Springer, Berlin Heidelberg New York
193. Seelert H (1930) Die strafrechtliche Beurteilung der Alkoholrauschzustände. Ärztl Sach-
     verst Ztg 36:129–135
194. Shuntich RJ, Taylor SP (1972) The effects of alcohol on human physical aggression. J Exp
     Res Personal 6:34–38
195. Siemerling (1906) Alkoholische Geistesstörungen. In: Schmidtmann A (Hrsg) Handbuch
     der Gerichtlichen Medizin, 9. Aufl, Bd. 3. Hirschwald, Berlin
196. Sixt H (1967) Untersuchungen über subjektiv empfundene Wirkungen bei Alkoholgenuß.
     Dissertation, München
197. Spitzer RI, Klein DF (1978) Critical issues in psychiatric diagnosis. Raven Press, New
     York
198. Staak M, Springer E, Schoor P (1973) Experimentelle Untersuchungen über die subjektiv
     registrierbare Wirkung niedriger Blutalkoholkonzentrationen im Doppelblindversuch.
     Blutalkohol 10:17–24
199. Stähr W (1965) Die Bedrohung. Dissertation, München
200. Steigleder E (1968) Statistische Auswertung der Dokumentation gerichtsmedizinischer
     Blutalkoholbefunde aus Schleswig-Holstein. Blutalkohol 5:493–496
201. Struck P (1970) Vergleichende kriminologische Untersuchung an 436 jugendlichen und
     heranwachsenden Hamburger Straftätern der Jahre 1968 und 1969. Dissertation, Ham-
     burg
202. Stumpfl F (1961) Motiv und Schuld. Deuticke, Wien

203. Szalkowski W (1913) Beitrag zur forensischen Beurteilung des pathologischen Rausches. Dissertation, Kiel
204. Tamerin JS, Weiner S, Mendelson JH (1970) Alcoholics' expectancies and recall of experiences during intoxication. Am J Psychiatr 126:1697–1704
205. Tamerin JS, Mendelson JH (1969) The psychodynamics of chronic inebriation: observations of alcoholics during the process of drinking in an experimental group setting. Am J Psychiatr 125:886–899
206. Taylor SP, Gammon CB (1975) Effects of type and dose of alcohol on human physical aggression. J Personal Soc Psychol 32:169–175
207. Taylor SP, Gammon CB (1976) Aggressive behavior of intoxicated subjects. J Stud Alcohol 37:917–930
208. Taylor SP, Gammon CB, Capasso DR (1976) Aggression as a function of the interaction of alcohol and threat. J Personal Soc Psychol 34:938–941
209. Taylor SP, Schmutte GT, Leonard KE (1977) Physical aggression as a function of alcohol and frustration. Bull Psychonom Soc 9:217–218
210. Thiele C (1982) Disponierende und konstellierende Faktoren bei Gewaltdelikten unter besonderer Berücksichtigung des Alkohols. Dissertation, München
211. Vannicelli M-L (1972) Mood and self-perception of alcoholics, when sober and intoxicated. QJ Stud Alcohol 33:341–357
212. Venzlaff U (1957) Alkoholbedingte Bewußtseinsstörung und strafrechtliche Verantwortlichkeit. MMW 23:844–846
213. Venzlaff U (1965) Die „pathologischen" Alkoholreaktionen – Ätiologie, Klinik und forensisch-psychiatrische Beurteilung. Med Welt 47:2623–2631
214. Virkkunen M (1974) Alcohol as a factor precipitating aggression and conflict behaviour leading to homicide. Br J addict 69:149–154
215. Ward CH, Beck AT, Mendelson M, Mock JE, Erbaugh JK (1962) The psychiatric nomenclature: Reasons for diagnostic disagreement. Arch Gen Psychiatr 7:198–205
216. Warren GH, Raynes AE (1972) Mood changes during three conditions of alcohol intake. QJ Stud Alcohol 33:979–989
217. Weitbrecht HJ (1963) Psychiatrie im Grundriß. Springer, Berlin Göttingen Heidelberg
218. Wieck HH (1961) Zur klinischen Stellung des Durchgangs-Syndroms. Schweiz Arch Neurol Psychiat 88:409–419
219. Wieck HH (1972) Neuropsychiatrie in der Praxis. Schattauer, Stuttgart New York
220. Wieser S (1964) Die Persönlichkeit des Alkoholtäters. Kriminalbiol Gegenwartsfr 6:41–54
221. Wille R (1970) Der aggressive Sexualtäter. Beitr Gerichtl Med 27:141–143
222. Willi J (1966) Delir, Dämmerzustand und Verwirrtheit bei körperlich Kranken. In: Bleuler M, Willi J, Bühler HR (Hrsg) Akute psychische Begleiterscheinungen körperlicher Krankheiten. Thieme, Stuttgart
223. Wilson GT, Lawson DM (1976) Effects of alcohol on sexual arousal in woman. J Abnorm Psychol 85:489–497
224. Wilson GT, Lawson DM (1978) Expectancies, alcohol, and sexual arousal in woman. J Abnorm Psychol 87:358–367
225. Witter H (1970) Grundriß der gerichtlichen Psychologie und Psychiatrie. Springer, Berlin Heidelberg New York
226. Witter H (1972) Allgemeine und spezielle Psychopathologie. In: Göppinger H, Witter H (Hrsg) Handbuch der forensischen Psychiatrie, Bd I. Springer, Berlin Heidelberg New York
227. Witter H (1972) Beurteilung Erwachsener im Strafrecht. In: Göppinger H, Witter H (Hrsg) Handbuch der forensischen Psychiatrie, Bd II. Springer, Berlin Heidelberg New York
228. Wolfgang ME, Strohm RB (1956) The relationship between alcohol and criminal homicide. QJ Stud Alcohol 17:411–425
229. Wollenberg (1909) Seelenstörungen bei chronischen Vergiftungen. In: Hoche A (Hrsg) Handbuch der Psychiatrie, 2. Aufl. Hirschwald, Berlin
230. Zeichner A, Pihl RO (1979) Effects of alcohol and behavior contingencies on human aggression. J Abnorm Psychol 88:153–160

231. Zeichner A, Pihl RO (1980) Effects of alcohol and instigator intent on human aggression. J Stud Alcohol 41:265–276
232. Zerssen D von (1973) Syndrom. In: Müller C (Hrsg) Lexikon der Psychiatrie. Springer, Berlin Heidelberg New York
233. Zerssen D von (1973) Nosologie. In: Müller C (Hrsg) Lexikon der Psychiatrie. Springer, Berlin Heidelberg New York
234. Ziehen T (1897) Neuere Arbeiten über pathologische Unzurechnungsfähigkeit. Monatsschr Psychiatr 2:52–57
235. Ziehen T (1911) Psychiatrie, 4. Aufl. Hirzel, Leipzig

Sachverzeichnis